ÉTUDE

SUR LE PHLEGMON

DES

LIGAMENTS LARGES

ÉTUDE

SUR LE PHLEGMON

DES

LIGAMENTS LARGES

PAR ABEL FRARIER,

DOCTEUR EN MÉDECINE,

Ancien interne des hôpitaux de Paris,

Lauréat des hôpitaux,

Membre de la Société anatomique et de la Société médicale d'Observation

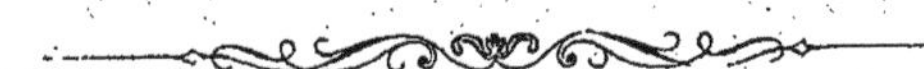

PARIS

ADRIEN DELAHAYE, LIBRAIRE-ÉDITEUR

PLACE DE L'ÉCOLE-DE-MÉDECINE.

1866

Parmi les maladies auxquelles la femme est exposée après l'accouchement, celles des organes contenus dans le bassin ont de tout temps vivement préoccupé les médecins. Ces maladies si complexes, dont l'étude est encore aujourd'hui entourée de tant de difficultés, ont donné lieu à de nombreux travaux, surtout de la part des accoucheurs. Chaque siècle a payé son tribut, mais le XIXe entre tous s'est montré prodigue par la multiplicité et l'importance des questions qu'il a résolues. Cependant, malgré tous les progrès réalisés dans ces derniers temps, les phlegmasies voisines de l'utérus ne sont pas toutes bien connues et décrites d'une façon exacte.

Nous nous proposons d'abord de suivre dans une étude historique les différentes périodes qu'ont traversées les affections péri-utérines puerpérales. Nous chercherons ensuite à indiquer ce que nous pensons être actuellement l'expression de la vérité sur ces inflammations. Enfin, et c'est là ce qui constitue l'objet principal de notre thèse, nous traiterons du phlegmon des ligaments larges, dont nous avons eu l'occasion d'observer plusieurs exemples. Nous avons pensé pouvoir nous en servir pour hasarder une description que nous n'avons trouvée faite nulle part, et fournir ainsi quelques éléments pour une étude plus complète de la question.

Nous sommes heureux de pouvoir exprimer toute notre reconnaissance à notre très-honoré maître M. le Dr Bernutz, et à notre excellent maître et ami M. le Dr Siredey, pour leurs savants et bienveillants conseils.

ÉTUDE
SUR LE PHLEGMON
DES
LIGAMENTS LARGES

CHAPITRE PREMIER.

HISTORIQUE.

§ I. — Lorsqu'on parcourt les différents recueils qui traitent des maladies consécutives à l'accouchement, on est étonné du petit nombre de documents que possède la science sur le phlegmon des ligaments larges. Parmi les auteurs anciens, la plupart semblent avoir ignoré complétement cette affection. Si quelques-uns la mentionnent, c'est très-implicitement; et, dominés, entraînés par des théories et l'esprit de systèmes, ils s'abandonnent trop volontiers à leurs idées favorites, sans se préoccuper des faits particuliers. Il faut arriver presque jusqu'à la seconde moitié de notre siècle pour trouver un grand nombre de descriptions étendues et précises, portant le titre d'inflammation des ligaments larges. Mais malheureusement la plupart de ces recherches ont été plus nuisibles qu'utiles, en raison de la confusion regrettable introduite dans l'histoire des phlegmasies péri-utérines. Car du jour où la lumière a été faite sur ces questions complexes, où l'on a distingué l'inflammation du tissu cellulaire de celle du péritoine pelvien, et prouvé que les caractères qu'on attribuait à la première appartenaient en réalité à la seconde, la description des phlegmons du petit bassin s'est trouvée entièrement à renouveler.

Avant d'exposer ce que nous croyons être actuellement l'expression de la vérité sur les inflammations péri-utérines puerpérales, nous indiquerons rapidement les sources auxquelles on peut puiser les éléments de la question qui fait l'objet de notre travail.

Jusqu'à la fin du XVIIe siècle tous les abcès du bassin développés après l'accouchement ont pour siége la matrice, et se traduisent par la même dénomination : *abcès de la matrice*. Les médecins de cette époque n'avaient donc que des notions vagues et obscures. Cependant les écrits de quelques-uns sont remarquables par la justesse et la précision de certains détails d'observation. Ainsi, n'est-on pas étonné de voir au VIe siècle décrire, avec autant de soin que le fait Paul d'Égine l'ouverture artificielle par le vagin des abcès formés autour de la matrice? Peut-on indiquer plus complétement que Nicolas Roche et Guillemeau, les différents lieux où s'ouvrent ces abcès? Le rectum, le vagin, la vessie, la matrice, la cavité du péritoine, la peau du ventre ou de la hanche, rien n'est oublié.

Le XVIIIe siècle presque tout entier est le siècle des doctrines humorales, et en particulier de la métastase laiteuse. Cette époque est brillamment représentée par Puzos et Van Swieten, dont les écrits sont reproduits presque textuellement par leurs successeurs; et Gastellier reste le dernier partisan et le plus ardent défenseur de la théorie des dépôts laiteux. Malgré les erreurs et les exagérations doctrinales, des faits incontestables sont acquis à la science.

Ainsi Puzos est le premier à parler des abcès des ligaments larges. Dans son mémoire sur les dépôts laiteux, il indique que l'humeur peut se déposer soit sous la peau dans les graisses, soit entre les muscles et le péritoine, mais il spécifie que les plus considérables se logent dans le tissu cellulaire sous le péritoine, dans les ligaments larges ou dans les ovaires. A propos des symptômes, il expose les caractères particuliers de la fièvre liée à la suppuration, et assigne le dixième, douzième ou quatorzième jour après les couches comme l'époque où les dépôts deviennent sensibles au toucher. Il recommande un traitement énergique, les émissions sanguines, et s'élève contre ceux qui regardent ces dépôts comme voués à une suppuration certaine. Dans quelques-unes de ses observations (1re, 3e et dernière) on reconnaît plusieurs des caractères du phlegmon des ligaments larges.

Van Swieten, dans ses Aphorismes, place les dépôts laiteux dans la tunique celluleuse qui relie le péritoine au bassin, dans la trame du muscle psoas-iliaque, et dans la duplicature des ligaments larges. Il signale leur ouverture dans l'intestin et dans l'utérus.

A la fin du XVIIIe siècle apparaissent la fièvre puerpérale, puis la péritonite puerpérale, qui toutes deux se disputent la première place au détriment de la métastase laiteuse. La première est acceptée par Doublet, Vigarous; la seconde par Walter, Jonhson, Gardien, etc. Pendant que les médecins se divisent sur les questions de principes, ils ne négligent point pour cela les questions de détails. Les écrits se multiplient, et, suivant l'autorité du maître, tel sujet concentre plus particulièrement sur lui l'attention, et l'on voit se former des écoles qui sont restées fameuses. C'est ainsi que Lisfranc, dans toutes les affections chroniques du petit bassin, ne voit qu'engorgement de l'utérus. Pour lui, il existe des engorgements avec induration simple, d'autres tuberculeux, squirrheux ou cancéreux. L'utérus était seul responsable et fatalement malsain. Les idées professées par Lisfranc à la Pitié paraissent ensuite sous un autre nom, celui de métrite partielle, créé par M. Gendrin. Mais M. Velpeau ne partage pas ces opinions, et déclare que toutes les tumeurs ainsi appelées sont produites par des déviations utérines.

Dans le même temps sont publiées un grand nombre de recherches soit sur les péritonites, soit sur les abcès consécutifs aux couches.

Mme Boivin (*Mémoire sur une des causes de l'avortement*), M. Andral (*Clinique médicale*, t. II) s'occupent des inflammations partielles du péritoine du petit bassin, et donnent des détails précis sur les lésions trouvées à l'autopsie.

Boyer (*Traité des maladies chirurgicales*, t. VII) décrit les phlegmons qui ont pour siége la paroi abdominale antérieure, le tissu cellulaire en avant du psoas, celui des ligaments larges ; mais il ne fait nullement la distinction entre ces derniers et ceux de la fosse iliaque interne.

Martin le Jeune, de Lyon, publie à la fin de sa carrière médicale dans les *Mémoires de médecine et de chirurgie*, 1835, qui résument sa longue pratique, un article intitulé : *Des dépôts des annexes de la matrice à la suite des couches.* Il y développe les avantages de l'ouverture des abcès pelviens par la potasse caustique, et cite de nombreuses observations, dont deux, malgré leur concision, semblent être des exemples d'abcès des ligaments larges.

Dupuytren (*Clinique chirurgicale*, t. III) traite spécialement des abcès de la fosse iliaque chez l'homme. Une seule observation (obs. 8) est relative à une collection purulente du bassin, survenue après l'accouchement, et qui s'est ouverte dans la vessie.

M. Grisolle (*Archives générales de médecine*, 1839) publie un mémoire très-remarquable sur les abcès de la fosse iliaque. Il est regrettable toutefois que l'auteur ait réuni dans la même description les phlegmons chez l'homme et ceux d'origine puerpérale, et qu'il ait omis l'étude de l'inflammation des ligaments larges qui n'est qu'une espèce particulière des phlegmons de la région iliaque. Enfin, dans le cours de ce travail on voit percer parfois une certaine confusion entre les phlegmons iliaques et la péritonite.

M. Bourdon (Mémoire sur les tumeurs fluctuantes du petit bassin, *Revue médicale*, 1839) et M. Marchal, de Calvi (thèse d'agrégation, 1844), embrassent dans une vue d'ensemble les phlegmons de la fosse iliaque, ceux des ligaments larges et la péritonite partielle.

Enfin Bennet, Verjus et Satis décrivent les inflammations des annexes de l'utérus et des ligaments larges. Mais il est facile de voir que la confusion la plus grande régnait dans leur esprit sur ces sortes d'affections.

M. Nonat insiste sur la nécessité de distinguer les tumeurs voisines de l'utérus de celles qui font partie de cet organe. Aux moyens déjà connus pour éviter toute confusion, il ajoute un signe précieux en indiquant l'existence à peu près constante d'un sillon de séparation entre l'utérus et les tumeurs péri-utérines. Mais, si on lui doit d'avoir mis en relief ce côté important de la question, on peut lui reprocher de ne voir toujours et partout que des phlegmons, c'est-à-dire l'inflammation du tissu cellulaire péri-utérin dans les tumeurs inflammatoires péri-utérines. Cette erreur retarda pendant plusieurs années les progrès de la gynécologie.

M. Gallard, d'après M. Valleix (thèse de Paris, 1855), pense qu'il faut séparer dans les descriptions les phlegmons peri-utérins d'origine puerpérale de ceux qui surviennent dans l'état de vacuité. Partisan des idées de M. Nonat, il rejette cependant la division en phlegmon aigu, subaigu, et chronique, toutes ces variétés n'étant pour lui que des degrés de la même maladie.

En 1857, commence pour les phlegmasies péri-utérines une ère nouvelle, qui doit être féconde en résultats. MM. Bernutz et Goupil, par leur mémoire publié dans les *Archives de médecine*, viennent en effet modifier complétement les idées qui ont cours jusqu'alors. Ils démontrent, par des autopsies probantes, que le phlegmon péri-utérin n'est en réalité qu'une péritonite partielle située au voisinage de l'utérus. Une de ces observations doit être signalée entre toutes, car elle se rapporte à une malade chez laquelle, durant la vie, M. Nonat lui-même diagnostique un phlegmon péri-utérin type. La malade succombe, et à l'autopsie, grande est la surprise, lorsqu'on découvre que le tissu cellulaire sous-péritonéal est intact, et que le prétendu phlegmon n'est qu'une péritonite partielle péri-utérine. Dès ce jour, l'attention étant éveillée sur cette question, de nombreuses occasions sont venues confirmer l'assertion de MM. Bernutz et Goupil, et détruire l'opinion émise par M. Nonat qui ne s'appuyait d'ailleurs sur aucune autopsie probante. Mais si M. Bernutz rejette complétement la possibilité d'un phlegmon entre les faces antérieure et postérieure de l'utérus et leur enveloppe péritonéale, il n'a jamais prétendu nier, comme on le lui a fait dire bien souvent, l'existence du phlegmon des ligaments larges. Il lui consacre au contraire de longs détails dans son traité de la pelvi-péritonite ; et, au lit des malades, nous l'avons vu bien des fois insister sur les signes qui séparent le phlegmon des ligaments larges de la pelvi-péritonite.

Aran dans ses cliniques parle de l'inflammation péri-utérine.

Il nous a été donné de lire ses nombreuses observations personnelles recueillies depuis 1852 jusqu'à 1860, et que M. le Dr Siredey, qui en est le dépositaire, a mises obligeamment à notre disposition. Nous avons pu suivre tous les changements et les hésitations qu'ont éprouvés les opinions d'Aran sur ces questions qui lui étaient pourtant si familières. Observateur scrupuleux, il modifia successivement les titres de ses observations ; ainsi la même affection, d'après les progrès de la science, était nommée : cellulite pelvienne, phlegmon péri-utérin, puis inflammation péri-utérine, périmétrite, enfin péritonite du petit bassin, pelvi-péritonite.

M. Siredey, dans son excellente thèse sur la périmétrite, insiste avec raison sur la subordination des affections de l'utérus à celles de l'ovaire, de la trompe et de leur enveloppe commune, le péritoine. Il démontre combien la pathologie de l'ovaire et de la trompe domine celle de l'utérus, tandis que du temps de Lisfranc cette assertion eût passé pour une hérésie. L'auteur accepte pleinement les idées de M. Bernutz sur la pelvi-péritonite, et ne reconnaît en fait de phlegmon péri-utérin que celui des ligaments larges.

M. Béhier (*Clinique médicale*) traite des différentes formes d'accidents puerpéraux, et range les phlegmons pelviens parmi les accidents à forme inflammatoire.

M. Trousseau (*Clinique médicale*, 2e édition) étudie les inflammations péri-hystériques. L'auteur partage complétement les idées de M. Bernutz, et donne quelques éléments de diagnostic entre la pelvi-péritonite et le phlegmon du ligament large et de la fosse iliaque.

M. Courty, dans un ouvrage récemment paru sur les maladies de l'utérus et de ses annexes, se rattache aux idées maintenant admises, mais n'ajoute rien de nouveau à ce que l'on connaît déjà sur l'inflammation péri-utérine.

M. Pâris (thèse de Paris, 1866) traite du diagnostic entre le phlegmon des ligaments larges et la pelvi-péritonite. Nous lui emprunterons une observation très-intéressante d'abcès du ligament large, dont on a pu étudier les lésions après la mort.

§ II. — Telles sont les différentes phases par lesquelles on passé les maladies des femmes consécutives à l'accouchement, et en particulier les inflammations péri-utérines.

Ces dernières affections, longtemps enveloppées d'obscurité, sont maintenant assez bien connues. Aussi, ce nous semble, on ne peut contester les propositions suivantes : De toutes les phlegmasies qui surviennent au voisinage de l'utérus dans l'état puerpéral, celle du péritoine ou des organes annexes est de beaucoup la plus fréquente. L'inflammation du tissu cellulaire sous-péritonéal, au contraire, est rare, très-rare surtout relativement à celle de la séreuse. Lorsqu'elle se produit, elle atteint le plus souvent soit le tissu cellulaire de la fosse iliaque interne, soit celui des ligaments larges. Observés et admis par tout le monde, les phlegmons des ligaments larges n'ont pas été jusqu'ici l'objet de descriptions toujours exactes et surtout complètes. A peine mentionnés dans les anciens auteurs, ils sont au contraire le sujet de nombreuses recherches dans les recueils modernes. Mais les uns décrivent toute autre chose que le phlegmon du ligament large, ce qui s'explique naturellement par l'erreur que l'on commettait en attribuant au tissu cellulaire pelvien ce qui appartenait en réalité au péritoine. Plus tard, les autres confondent tout dans une seule description : inflammation du tissu cellulaire, inflammation du péritoine, de l'ovaire, etc. D'autres enfin, tout en évitant cette confusion, ne fournissent que des détails tout à fait insuffisants. Des documents disséminés, quelques observations éparses, voilà tout ce qu'il existe sur cette affection. Les enseignements les plus précieux que nous ayons trouvés se rencontrent dans les cliniques de M. Trousseau, et surtout dans l'ouvrage de M. Bernutz sur les maladies des femmes.

Ici se présente une question : Le tissu cellulaire interposé entre les faces antérieure et postérieure du corps de l'utérus et leur enveloppe péritonéale, n'est jamais le siége de tumeurs inflammatoires, cela ne fait plus de doute pour personne que pour M. Nonat. Mais en est-il de même de la zone celluleuse enveloppant le col utérin ? Ne sont-ce pas des tumeurs inflammatoires de cet anneau celluleux qui donneraient parfois au toucher les signes rapportés sans exception à une pelvi-péritonite par

M. Bernutz? Et alors existerait-il un phlegmon péri-utérin vrai, constitué toutefois autrement que ne l'entend M. Nonat? Cette question, encore indécise pour un certain nombre de médecins, est loin de mériter l'importance qu'on semble lui accorder. Sans doute l'anneau celluleux autour du col utérin existe, et peut s'enflammer; mais là n'est pas le point litigieux. Il ne s'agit pas seulement de savoir, comme l'a fort bien remarqué Aran, si ce tissu cellulaire est susceptible de s'enflammer, mais bien si cette inflammation constitue l'affection à laquelle on a donné le nom de phlegmon péri-utérin. Or, jamais tumeur inflammatoire ayant les caractères attribués au phlegmon péri-utérin n'a été formée dans le bassin aux dépens du tissu cellulaire péri-utérin seulement. Aucune autopsie n'a pu le démontrer; toutes, au contraire, ont prouvé que les tumeurs de ce genre résultaient des adhérences des annexes de l'utérus entre elles, ou avec l'utérus et les organes renfermés dans le petit bassin. Dans les cas exceptionnels où un engorgement inflammatoire du tissu cellulaire péri-utérin existait avec la pelvi-péritonite, toujours il s'est présenté sous un volume insignifiant, sous forme de noyau induré sans importance.

Nous ne connaissons que deux cas où l'on constata réellement l'existence d'un phlegmon péri-utérin, l'un publié par E. Simon, dans les Bulletins de la Société anatomique, 1858, l'autre rapporté tout récemment par M. le Dr Alph. Guérin devant la Société de chirurgie. Dans les deux cas, l'abcès était bien extra-péritonéal et dans le tissu cellulaire inter-utéro-vésical. Mais le premier était survenu dans le cours d'une variole maligne, au milieu des signes de l'infection purulente; le second était le résultat d'un traumatisme direct par suite de l'ablation d'un polype situé dans la paroi antérieure du col utérin. Ainsi, non-seulement ces observations laissent ignorer complétement quels pouvaient être pendant la vie les signes de ces abcès, mais ceux-ci se sont développés dans des conditions spéciales, bien différentes de celles où l'on doit se placer. Ces deux faits n'ont donc aucune valeur pour établir la réalité du phlegmon péri-utérin dans les conditions habituellement citées comme lui donnant naissance. Jusqu'à preuve du contraire, on ne doit donc admettre en fait de phlegmon péri-utérin, que celui des ligaments larges.

CHAPITRE II.

§ Ier. — Le phlegmon des ligaments larges consiste dans l'inflammation du tissu cellulo-adipeux renfermé entre les deux feuillets péritonéaux de ces ligaments.

Avant d'aborder notre sujet, il nous semble utile de rappeler brièvement l'anatomie normale du ligament large, dont la connaissance nous servira pour interpréter plus facilement quelques faits pathologiques.

Les ligaments larges, verticalement placés, s'étendent des bords latéraux de l'utérus aux parois du bassin. De forme quadrilatère, ils offrent quatre côtés : un supérieur, subdivisé en trois replis où sont renfermés le ligament rond, la trompe, l'ovaire et son ligament; un interne, fixé au bord correspondant de l'utérus, un externe sur les parois du bassin, et un côté inférieur évasé, dirigé du côté du périnée. Les deux feuillets du péritoine qui tapissaient en y adhérant étroitement les faces antérieure et postérieure de l'utérus, au delà des bords de cet organe, contituent, l'un la paroi antérieure, l'autre la paroi postérieure des ligaments larges. Dans l'épaisseur de cette duplicature sont contenus, outre le ligament rond, la trompe, l'ovaire et son ligament : des artères, des veines, des lymphatiques, des nerfs, des fibres musculaires lisses, du tissu conjonctif et fibreux et quelques éléments adipeux. Mais ce qui caractérise la trame des ligaments larges, comme l'a si bien montré M. le professeur Rouget, c'est que le tissu musculaire ne forme pas là une membrane continue, mais une espèce de canevas à mailles larges, entremêlées de réseaux vasculaires et nerveux, le tout recouvert et masqué par des faisceaux de tissu conjonctif et fibreux qui emprisonnent les éléments contractiles. Le système veineux, surtout par le fait de la grossesse, acquiert un développement exagéré, jusqu'à produire parfois un véritable varicocèle. Les fibres musculaires subissent de leur côté un accroissement notable et la trame des ligaments larges devient un véritable tissu érectile. D'après Goupil, il existerait à la partie supérieure du ligament large deux lames aponévrotiques tendues horizontalement et renfermant entre elles l'ovaire et son ligament, la trompe, les vaisseaux utéro-ovariens et l'appareil musculaire tubo-ovarien. De l'autre côté de la trompe, ces deux lames s'accolent et ne s'écartent que pour entourer le ligament rond. En avant et en arrière elles se confondent pour se continuer avec les feuillets aponévrotiques antérieur et postérieur du ligament large. C'est au-dessous seulement de cette aponévrose horizontale que se développent en général les collections purulentes des ligaments larges.

Le tissu des ligaments larges se continue directement en avant avec le tissu cellulaire situé entre le péritoine pariétal et la paroi antérieure du petit bassin, et, en conséquence, par cet intermédiaire avec celui qui tapisse la face profonde de la paroi abdominale antérieure. En arrière, il se continue avec les couches celluleuses péri-rectales et par l'échancrure sciatique avec le tissu profond de la fesse. Il communique aussi avec les couches celluleuses de la fosse iliaque interne par l'intermédiaire des tissus sous-péritonéaux des parois pelviennes. Enfin, il se met en relation directe en bas avec le tissu cellulaire qui double les parois du vagin, et en dedans avec l'anneau celluleux qui entoure le col utérin entre l'aponévrose supérieure du périnée et la séreuse au moment de sa réflexion. Nous verrons que les faits cliniques sont en parfait accord avec ces dispositions anatomiques.

§ II. — *Étiologie*. Tous les cas de phlegmons des ligaments larges qui ont été publiés dans les différents recueils, tous ceux que nous avons observés nous-même, se sont toujours développés après l'accouchement à terme ou une fausse couche. Nous rapportons à la fin de notre thèse six observations d'abcès des ligaments larges suivis d'autopsie (sous les numéros IX, X, XI, XII, XIII, XIV), que nous avons empruntées à divers auteurs. Dans tous ces faits il est mentionné que l'affection s'est développée à la suite d'un accouchement. Bien que nous ayons trouvé aussi d'autres exemples de phlegmon des ligaments larges confirmant ce mode d'étiologie, nous n'avons pas voulu les citer parce qu'il n'y a pas eu d'autopsie, et que les observations étaient beaucoup trop concises et manquaient de détails suffisants pour donner une certitude absolue au diagnostic. Il nous a été donné de recueillir dans plusieurs services des hôpitaux six observations de phlegmons du ligament large, dont trois suppurés, que nous avons prises nous-même. Nous les rapportons dans notre chapitre VII sous les numéros I, II, III, IV, V, VI. Dans cinq de ces observations, l'affection a succédé à l'accouchement à terme, dans un cas seulement (obs. V) à une fausse couche de 1 mois et 20 jours. Quoique toutes les malades aient guéri, le diagnostic ne nous semble pas douteux ; aussi croyons-nous pouvoir nous servir de ces exemples pour confirmer encore les conclusions étiologiques, auxquelles nous ont amené les observations de phlegmons suppurés des ligaments larges vérifiés par l'autopsie.

Existe-t-il dans la science des faits qui établissent l'existence de ces phlegmons dans l'état de vacuité de l'utérus? Nous n'en avons rencontré aucun. Sans doute on peut trouver en dehors de l'influence puerpérale des collections purulentes dans les ligaments larges ; mais alors elles ne s'y forment jamais primitivement, et proviennent le plus souvent d'une suppuration de la fosse iliaque qui a fusé dans le petit bassin. Dans le cours de l'infection purulente, ou autour d'une affection chronique d'un organe situé dans la cavité pelvienne, du pus peut aussi se former dans le ligament large, mais alors cet abcès reste insignifiant et passe inaperçu, les symptômes de la maladie principale dominant toute la scène. Là n'est donc pas la question, mais il s'agit de savoir s'il existe des exemples de phlegmons des ligaments larges, consécutifs soit à un trouble menstruel, soit à une blennorrhagie utérine, soit à des excès de coït, etc. ; en un mot, si le phlegmon des ligaments larges a la même étiologie que la pelvi-péritonite. Un bon nombre d'auteurs décrivent séparément le phlegmon des ligaments larges puerpéral, et le même phlegmon en dehors de l'état puerpéral. M. Nonat admet la possibilité d'un phlegmon dans le voisinage de l'utérus même chez les vierges. Or, par l'analyse des observations citées à l'appui de ces opinions, il est facile de reconnaître qu'il y a erreur d'interprétation, que ces prétendus phlegmons ne sont que des péritonites localisées, et alors tout reste vrai à la condition de changer le titre de phlegmon en celui de pelvi-péritonite. Toutes ces observations péchant par le même défaut, conséquence de la confusion qu'on faisait, n'ont donc pas la moindre valeur pour établir l'existence du phlegmon des ligaments larges en dehors de la puerpéralité. Nous n'avons trouvé nulle part une seule autopsie qui fût réellement probante. Jusqu'à démonstration du contraire, on est donc autorisé à penser que le phlegmon des ligaments larges ne se produit pas en dehors de l'influence puerpérale.

Cette influence étant admise, comment s'exerce-t-elle? Peut-on, dans les autopsies, saisir le trait d'union qui relie l'inflammation du tissu cellulaire des ligaments larges à la cause première obligée, la puerpéralité? La question est d'une solution sinon impossible, du moins fort difficile pour le moment. En effet, le phlegmon du ligament large est une affection qui parfois peut être grave, mais qui rarement se termine par la mort. Il n'existe donc sur ce sujet qu'un bien petit nombre d'autopsies publiées, et encore, le plus souvent, l'examen cadavérique est incomplet; on a négligé de rechercher quelle pouvait être la lésion anatomique qui avait servi de point de départ à l'inflammation du tissu cellulaire.

Les affections de l'utérus, et surtout de l'ovaire et de la trompe, déterminent fréquemment l'inflammation de la séreuse voisine, une péritonite partielle symptomatique. Mais il n'en est pas de même pour le développement du phlegmon des ligaments larges; bien rarement on a pu, à l'autopsie, le rattacher à une lésion primitive de l'utérus ou des organes annexes. Nous ne connaissons que deux cas où l'ovaire et la trompe semblent être intervenus. Dans notre observation XII, empruntée au mémoire de M. Bourdon, on peut se demander si l'abcès du ligament large n'a pas eu pour point de départ une affection primitivement située dans l'ovaire. Dans l'observation qui porte le n° 8 dans l'ouvrage de M. Bernutz, à l'autopsie d'une pelvi-péritonite formée après une fausse couche de trois mois, on trouva, autour de la trompe droite enflammée et renfermant une collection purulente, un noyau de tissu cellulaire épaissi et infiltré de sérosité rougeâtre. Ce qui donnerait à supposer, comme le remarque M. Bernutz, que l'inflammation de la trompe peut être, dans certains cas, l'origine du phlegmon des ligaments larges. Mais des conditions spéciales semblent indispensables pour que le processus morbide, au lieu de se circonscrire aussi étroitement, envahisse le tissu du ligament large tout entier. Les affections de l'utérus et des organes annexes retentissent donc de préférence, sur le péritoine et très-exceptionnellement sur le tissu cellulaire des ligaments larges. Celui-ci s'enflamme habituellement dans la partie sous-jacente à l'aponévrose qu'a décrite Goupil, et qui comprend dans son dédoublement l'ovaire, la trompe et le ligament rond.

Sur les 6 autopsies de phlegmons des ligaments larges que nous avons pu recueillir, dans 2 seulement il est fait mention de certaines altérations vasculaires. Ainsi, dans l'observation XI, publiée dans l'ouvrage de M. Béhier sous le n° 33, on indique, outre le foyer purulent, des lignes, des points noirs disséminés dans le ligament large, qui n'étaient que des veines remplies d'une matière noire concrète ne s'écoulant pas à la coupe. On y voit que ces veines retraçaient l'image des vaisseaux qui, jadis enflammés, sont restés pleins du sang que des changements ultérieurs ont notablement modifié. Dans l'observation IX, rapportée dans la thèse de M. Pâris, la lésion vasculaire est plus explicitement encore mise en relief. On y trouve en effet que les veines rampant dans les ligaments larges sont remarquablement dilatées; la plupart sont distendues par des caillots volumineux, rougeâtres. Dans les veines hypogastriques, épaisses et rouges, il existe un caillot jaune pâle, adhérent par place à la surface interne de la veine. Ce caillot est entouré par une sorte de collerette pseudo-membraneuse à son entrée dans l'iliaque, qui est le siége d'une rougeur vive et persistante. Enfin, du côté correspondant à l'abcès, les veines utéro-ovariennes offrent les mêmes lésions. L'une de ces veines peut être suivie dans un trajet de 3 centimètres à partir de l'hypogastre, puis elle plonge dans l'abcès, où son tissu est complétement détruit. L'utérus, les ovaires, les trompes, sont sains. M. Trousseau attache la plus grande importance à la phlébite, aux abcès intra-veineux, comme origine des abcès du ligament large; pour lui, la lymphangite suppurative aurait aussi les mêmes conséquences, et le péritoine serait intact.

Ainsi, bien que des recherches nouvelles soient nécessaires

pour éclaircir ce point d'étiologie, il est néanmoins probable et rationnel de considérer la phlébite puerpérale comme étant la cause habituelle du développement des phlegmons des ligaments larges. Cette conclusion ne ressort-elle pas de l'anatomie normale de ces ligaments? Ces derniers, ainsi que l'utérus, sont de véritables tissus érectiles, dont la partie vasculaire en particulier subit un énorme développement par le fait de la grossesse. Après l'accouchement, il se produit dans les vaisseaux des ligaments larges une sorte de retrait et probablement des oblitérations. Que ce travail normal vienne à dépasser ses limites habituelles, et l'on verra les modifications physiologiques devenir pathologiques. Or on sait quelle prédisposition aux inflammations transmet au système vasculaire la suractivité passagère apportée dans ses fonctions par la grossesse.

Quant aux causes prédisposantes de la phlegmasie des ligaments larges, il semble au premier abord facile de les prévoir. Un travail long et pénible, une présentation vicieuse, une extraction artificielle du placenta ou autre intervention de la part de l'accoucheur, telles sont les causes signalées généralement. A notre avis, la question ne peut être aussi nettement résolue. Par l'analyse de toutes les observations de phlegmon des ligaments larges avec ou sans autopsie, nous n'avons pas vu que l'on fût en droit d'accuser soit un travail pénible, soit une application de forceps ou autre manœuvre obstétricale. Dans ces derniers cas, ce n'est ni un phlegmon des ligaments larges, ni un phlegmon de la fosse iliaque interne que l'on peut redouter; mais à ces interventions pourront succéder des phlegmons diffus, des vastes suppurations de la cavité pelvienne.

La primiparité nous semble avoir une certaine part dans la production des phlegmons circonscrits. Ainsi sur huit des observations que nous rapportons où le nombre des grossesses est indiqué, six fois il s'agissait de primipares, et dans les deux autres d'une seconde grossesse, dont le travail n'avait présenté aucune difficulté. Chez l'une de ces deux dernières nous avions affaire à une fausse couche de un mois et vingt jours.

Pour les avortements, ils paraissent être bien plus rarement et pour ainsi dire par exception l'occasion du développement des phlegmons du ligament large. Sur les douze observations que nous avons pu réunir, une seule, qui nous est personnelle (observation V), nous a offert cette particularité.

Nous devons noter parmi les causes ayant une importance réelle, les imprudences commises par les nouvelles accouchées, qui se lèvent généralement beaucoup trop tôt après leurs couches. Nous ne nous arrêterons pas à discuter l'influence des lochies et de la lactation ; leur suppression n'est pour rien dans le développement du phlegmon des ligaments larges, car elle en est l'effet et non point la cause. Quelle est la plus exposée à contracter un phlegmon, de la femme qui nourrit son enfant ou de celle qui ne le nourrit pas ? Nous ne sommes pas en mesure de répondre à cette question.

Ainsi nous ne pouvons donc en général que hasarder, sous toutes réserves, certaines propositions sur les causes prédisposantes de l'inflammation du tissu cellulaire des ligaments larges. Nous sommes obligés d'avouer que la puerpéralité intervient souvent d'une façon encore mystérieuse ; et, si nous devons reconnaître son influence incontestable, trop souvent l'explication nous échappe.

Après les considérations auxquelles nous nous sommes livré à propos de l'étiologie du phlegmon des ligaments larges, il nous semble inutile de parler de l'anatomie pathologique. Celle-ci d'ailleurs, pour être faite avec fruit, exigerait des autopsies plus nombreuses et plus complètes que celles qu'il nous a été possible de recueillir.

CHAPITRE III.

SYMPTOMATOLOGIE.

§ 1. — La description du phlegmon des ligaments larges est entourée de nombreuses difficultés. Elles tiennent en partie à l'insuffisance des éléments que l'on possède sur ce sujet, en partie à la variabilité et surtout aux complications que parfois peut offrir cette affection. On est obligé en effet de démêler laborieusement parmi des documents disséminés et confus le peu qui appartienne réellement au phlegmon du ligament large de tout ce qui ne s'y rapporte pas. Ce phlegmon, loin d'avoir toujours la même manière d'être, se présente au clinicien sous des aspects divers, qui sont incompatibles avec une description uniforme. Il faut presque autant d'exposés que l'affection présente de variétés. Enfin le phlegmon du ligament large n'est pas nécessairement une manifestation isolée, il peut exister soit avec le phlegmon de la fosse iliaque interne, soit avec la pelvi-péritonite, toutes affections de siége différent mais de même nature, engendrées par la même cause. On conçoit alors combien cette association de symptômes doit rendre le tableau complexe et le diagnostic embarrassant. Cependant, si fréquente que puisse être cette coïncidence, il n'en est pas moins incontestable que le phlegmon du ligament large est assez souvent isolé, débarrassé de toute complication du côté de la séreuse pelvienne ; cela est prouvé par un certain nombre d'autopsies.

Nous envisagerons le phlegmon du ligament large dans cet état de simplicité, avec ses différentes variétés. Nous parlerons à propos du diagnostic des cas où il se trouve réuni soit au phlegmon de la fosse iliaque interne, soit à la pelvi-péritonite.

Période de début. — A quelle époque après l'accouchement se développe le phlegmon du ligament large? Sur dix des observations que nous rapportons, où le début des premiers accidents a été noté, il a eu lieu une fois le quinzième jour, une fois le vingtième, et dans toutes les autres il a varié entre le deuxième et le sixième jour après l'accouchement. Nous avons donc comme limites extrêmes le deuxième jour et le vingtième, et comme époque habituelle la durée du premier septénaire. Ces dates ne sont pas tout à fait d'accord avec les chiffres donnés par M. Bernutz, qui indique pour limites extrêmes le huitième et le vingtième jour, et fait à ce propos remarquer que, dans le phlegmon, la douleur initiale survient plus tard que pour la pelvi-péritonite.

Le début du phlegmon du ligament large peut se faire franchement et s'annoncer par des symptômes bien tranchés. Mais d'autres fois aussi, et ce sont peut-être les cas les plus fréquents, les accidents sont mal accentués, le travail morbide procède insidieusement et ne se révèle d'abord que par quelques signes peu caractéristiques. Au lieu de présenter brusquement la série des symptômes dont nous allons parler, les nouvelles accouchées restent maladives, pâles, sans appétit, sans forces, comme accablées; elles éprouvent dans le ventre quelques élancements douloureux, et paraissent enfin ne se remettre que péniblement de leur accouchement. C'est alors qu'il importe d'exercer la plus grande surveillance, le mal est imminent s'il n'existe déjà, et, après un délai de quelques jours, il éclate avec tout le cortége des phénomènes inflammatoires. Quant à une forme latente, chronique d'emblée du phlegmon des ligaments larges, nous ne saurions ni la concevoir ni l'admettre.

Habituellement, c'est une douleur violente ayant pour siége l'hypogastre qui ouvre la scène morbide. A cette première douleur en succède une seconde, puis une autre, et bientôt elle devient continue, incessante, avec des exacerbations par intervalles. Bien que vives, ces douleurs sont plutôt sourdes, gravatives, comme contusives; ce sont plutôt les élancements du panaris que ceux de la pleurésie, ce n'est pas surtout l'acuité si atroce du point de côté péritonitique. Ces douleurs spontanées sont toujours exaspérées par la pression et les mouvements. Elles ont pour siége principal la partie inférieure de l'une ou l'autre des fosses iliaques; c'est un peu au-dessus du niveau de l'arcade crurale que la souffrance est perçue à son maximum. De cette région, selon l'intensité des cas, elles s'irradient plus ou moins dans le reste de l'hypogastre ou dans le ventre tout entier. Assez souvent aussi elles retentissent dans la région lombaire correspondante et la partie supérieure de la cuisse du même côté. Tels sont les phénomènes douloureux qui accompagnent la période de début du phlegmon des ligaments larges.

La douleur peut être plus ou moins intense, mais elle est un symptôme constant du début. Il n'en est pas toujours de même du frisson initial ; celui-ci, en effet, ne se montre guère que dans la moitié des cas. Lorsqu'il ne fait pas complétement défaut, il peut consister simplement en quelques frissonnements erratiques qui passeraient facilement inaperçus pour les malades. D'autres fois, au contraire, il est des plus violents, avec claquements de dents, et peut même se reproduire aussi intense dans les jours suivants (obs. VI). Lorsqu'il existe, il coïncide en général avec les premières douleurs ressenties par les malades, plus rarement il se présente le lendemain ou le surlendemain de leur apparition (obs. VI).

Que le frisson initial se produise ou non, un appareil fébrile très-accusé marque le début de l'affection. Mais au bout d'un petit nombre de jours la fièvre tombe sensiblement et même cesse totalement dans la journée, pour ne devenir appréciable qu'au déclin du jour et durant une partie de la nuit. C'est, en effet, le soir et la nuit, même dans les cas les plus légers, que tous les symptômes s'exaspèrent, la douleur, la fièvre, auxquelles se joignent habituellement des sueurs assez abondantes.

Du côté des fonctions digestives, les troubles sont presque insignifiants. L'appétit seul est diminué ou complétement aboli, mais il est exceptionnel de constater soit du ballonnement du ventre, soit des nausées ou des vomissements. Ceux-ci, quand ils se montrent au début, se lient à quelque complication grave du phlegmon ou à de la péritonite. Il n'en est plus de même dans une période ultérieure, où l'on peut voir survenir des vomissements se rattachant au phlegmon, mais d'une façon indirecte. Ils sont dus dans ce dernier cas à un état dyspeptique parfois très-prononcé, qui puise son origine dans les modifications profondes apportées par l'affection des ligaments larges à la constitution de femmes le plus souvent nerveuses et devenues toujours extrêmement anémiques. Très-rarement exagérée, la constipation n'a rien de spécial à la maladie qui nous occupe. La diarrhée est un symptôme tout à fait accidentel. Quant aux lochies et à la sécrétion lactée, ou elles se suppriment, ou elles persistent tout en diminuant le plus souvent d'abondance, uniquement par le fait de la révulsion qu'opère la phlegmasie du tissu cellulaire. L'habitus extérieur des malades n'offre rien de particulier ; généralement pâle, le facies s'anime au moment où la fièvre s'éveille, et jamais il n'offre cette prostration, cet aspect grippé, qui sont le propre de la péritonite.

Les signes tirés de l'examen physique, qui, à la période confirmée du phlegmon du ligament large, fourniront l'élément capital du diagnostic, ne donnent au début que des renseignements bien insuffisants. Aussi, tandis que les symptômes fonctionnels perdront plus tard leur importance, doit-on à cette première période leur accorder la plus large part d'attention. Nous ignorons à peu près complétement quels sont au début les signes physiques fournis, soit par le palper abdominal, soit par le toucher. Les malades ne réclamant pas immédiatement les soins du médecin, on n'a pas souvent l'occasion d'étudier l'affection dans les premiers temps. Pour les cas très-rares où ces recherches peuvent être faites, on ne constate, soit par le vagin, soit par l'abdomen, aucune tumeur nettement formée. Les douleurs, qui sont alors violentes, ne permettent, du reste, qu'une exploration rapide et partant incomplète. Il faut aussi tenir grand compte des modifications produites au voisinage de l'utérus par l'acte de la parturition, et surtout de celles qui dépendent du travail physiologique consécutif à l'accouchement et que nous ignorons absolument. Il en résulte une grande obscurité pour l'appréciation des sensations fournies par le toucher vaginal. Pour tous ces motifs, le diagnostic, basé sur l'examen physique, offre donc à cette période de début de très-sérieuses difficultés.

§ II. — *Période confirmée*. Dans cette période, avant toutefois que la suppuration qui pourra avoir lieu se produise, la réaction, excitée d'abord par la phlegmasie, s'est apaisée. La douleur a très-notablement diminué ; elle est sourde, obtuse, modérément réveillée par la pression du ventre. Dans certains cas même la sensibililté est si faible que l'on peut palper l'abdomen, pratiquer le toucher vaginal ou rectal presque sans déterminer la moindre plainte. D'autres fois cependant, les phénomènes douloureux persistent plus longtemps, alors même que la tumeur phlegmoneuse est déjà très-nettement appréciable. Les frissons aussi ne se produisent plus, la fièvre a complétement cessé ; c'est à peine si vers le soir on constate un peu de chaleur de la peau, d'accélération du pouls, mais il n'est pas rare de noter des sueurs plusieurs fois dans la journée, qui tiennent simplement à l'état anémique des malades. L'inappétence persiste seule avec assez d'opiniâtreté, les digestions sont lentes et pénibles, et cela jusqu'au moment où l'affection entre franchement en résolution. Ainsi, une fois passés les accidents aigus qui marquent la première évolution du phlegmon, celui-ci entre dans une phase de calme relatif, pendant laquelle les malades ne s'abandonnent que trop souvent à une trompeuse sécurité.

Quand on examine le ventre, on ne le trouve ni tendu ni ballonné, il a son volume et sa forme habituels, et au premier abord il ne semble révéler rien de bien anormal. Le pli de l'aine est seulement un peu plus profond à cause d'une saillie légère surmontant l'arcade crurale. Mais il existe constamment une tumeur abdominale, facile à percevoir par le palper ou par le toucher, et sur laquelle il nous faut insister parce que c'est de sa connaissance que dépend essentiellement le diagnostic.

Il n'est pas facile de préciser l'époque à laquelle cette tumeur commence à devenir accessible, car les renseignements à cet égard font souvent défaut. Le médecin ne pouvant que rarement assister à la première évolution de la tumeur, est souvent obligé de s'en rapporter au dire de la malade, ce qui n'offre, on le conçoit, que bien peu de garanties. Dans les observations on trouve les dates les plus diverses au sujet de l'époque où la tumeur fut constatée pour la première fois : ainsi les dates extrêmes seraient le troisième jour et le quatrième septénaire. Il est bien évident que ce dernier chiffre est exagéré; et, si l'examen pouvait toujours se faire assez tôt, il est probable que l'on trouverait un commencement de tumeur peu de jours après le frisson initial et l'apparition des premières douleurs.

La tumeur phlegmoneuse occupe soit le ligament large gauche, soit le ligament droit. Sur les douze cas que nous rapportons, quatre fois elle existait à droite et huit fois à gauche. Il semble donc que le ligament large gauche serait son siége de prédilection.

Lorsque dans la période confirmée on procède à l'examen du ventre par le palper et le toucher vaginal ou rectal, on ne manque jamais de constater une tumeur placée sur un des côtés de l'utérus, et dont la partie principale occupe le petit bassin. Cette tumeur offre, soit par sa situation, soit par sa configuration, des caractères tout particuliers qui appartiennent exclusivement au phlegmon du ligament large. C'est donc sur l'étude de cette tumeur, à cette période du moins, que l'on doit baser essentiellement le diagnostic de l'affection. C'est à la condition d'analyser tous ces détails et toutes les sensations fournies par le palper et le toucher, que l'on pourra distinguer le phlegmon du ligament large des autres affections avec lesquelles il est souvent confondu.

Constamment disposée à s'étendre, à envahir le tissu cellulaire voisin, l'inflammation des ligaments larges se propage tantôt dans un sens, tantôt dans un autre. Il en résulte pour l'examen physique des différences considérables. Néanmoins ces variétés dans la marche de la phlegmasie, et par suite dans les caractères de la tumeur, sont susceptibles d'un classement rigoureux et bien défini.

Dans la majorité des cas, la tumeur peut être sentie à la fois par le palper abdominal et par le toucher vaginal pratiqués séparément. D'autres fois on ne peut l'apprécier que par le palper, car sa position trop élevée ne permet pas que le doigt refoulant le cul-de-sac vaginal arrive jusqu'à elle. Ce fait nous a paru se présenter assez rarement. Enfin, dans d'autres circonstances, le palper abdominal seul ne fournit que des résultats négatifs; la tuméfaction étant située dans la partie la plus inférieure du ligament large est alors tout spécialement accessible par le vagin. Cependant, même dans ce dernier cas, si on combine au palper abdominal le toucher vaginal, on repousse plus ou moins la tumeur de bas en haut, et alors la main placée sur l'hypogastre parvient toujours à la percevoir.

A un point de vue plus anatomique nous pouvons envisager deux variétés : 1° Celle où l'inflammation du ligament large se propage jusque dans le tissu cellulaire de la paroi abdominale antérieure, en donnant lieu à une tumeur située à la fois dans le petit bassin et l'épaisseur de la paroi abdominale. C'est la variété de beaucoup la plus fréquente, et qui concorde parfaitement avec les rapports anatomiques du tissu du ligament large. 2° Celle dans laquelle la phlegmasie s'étend du ligament large vers la fosse iliaque interne, et devient ainsi l'origine de cette variété de phlegmon de la fosse iliaque signalée seulement par M. le professeur Grisolle.

A ces deux variétés on pourrait en ajouter deux autres infiniment plus rares : 1° une première où le phlegmon se limiterait exclusivement au tissu du ligament large ; 2° celle où l'inflammation offrirait une tendance très-marquée à se porter vers les parties déclives, dans le tissu cellulaire qui double les parois du vagin. Ces divisions, si justes qu'elles puissent être, n'en sont pas moins un peu artificielles, car on conçoit qu'il doit se présenter inévitablement des cas où le phlegmon, par sa marche envahissante, réunit les signes de plusieurs de ces variétés à la fois.

Ire *variété*. — Nous en rapportons quatre exemples (obs. I, II, III, IV). Dans cette variété, la main appliquée même légèrement sur la région hypogastrique du côté correspondant au ligament large affecté, perçoit une vaste tuméfaction qui est manifestement située en grande partie dans l'épaisseur de la paroi du ventre. Tout à fait superficielle, largement étalée, régulière dans sa configuration, sans bosselures, sans inégalités, d'une consistance à peu près uniforme dans toute son étendue, très-dure et comme ligneuse surtout dans sa partie inférieure : tels sont les caractères les plus saillants de la tumeur. On dirait un large plastron appliqué sur la face profonde de la paroi abdominale, et qui paraît de plus en plus superficiel à mesure qu'on se rapproche de l'arcade fémorale. Les limites de cette espèce de plaque indurée sont nettement tranchées ; partout où elle n'existe pas le ventre a sa souplesse normale, ce qui permet de préciser assez exactement l'étendue de la tumeur. Son extension varie selon les cas ; le plus souvent bornée au côté de la région hypogastrique qui correspond au ligament enflammé, l'induration peut dépasser la ligne blanche du côté opposé et remonter près de l'ombilic.

En bas, la tumeur descend jusqu'au ligament de Fallope, puis s'enfonce profondément dans le petit bassin, en s'accolant si complétement à la face postérieure de la branche horizontale du pubis qu'il est tout à fait impossible d'introduire l'extrémité digitale entre elle et la paroi pelvienne. En dehors, elle se perd insensiblement à mesure qu'elle se rapproche de l'épine iliaque antérieure. Si on la suit de bas en haut, en partant de l'arcade crurale, on sent qu'elle devient de moins en moins résistante. Au niveau du bord supérieur horizontal de la tuméfaction, la main s'enfonce, en le contournant, dans la cavité du petit bassin, où plonge la tumeur, que l'on cesse bientôt de pouvoir suivre. La percussion donne une matité complète dans le voisinage du ligament de Fallope, incomplète au-dessus de cette zone. Les téguments conservent leur coloration habituelle ainsi que leur mobilité.

Par le toucher vaginal, on peut ne rien constater ou sentir simplement une vague résistance dans le cul-de-sac latéral (obs. II); mais ces cas, nous le croyons, sont peu communs. Ainsi, comme règle générale, on trouve dans le cul-de-sac latéral du vagin une tuméfaction, que M. Bernutz ne connaissait pas lors de la publication de son ouvrage, et dont il a depuis constaté la fréquence. Cette tuméfaction, de même que l'induration de la paroi abdominale, a une configuration tellement à part et identique dans tous les cas, qu'elle ne ressemble à aucune des autres tumeurs qui peuvent se développer autour de l'utérus. Elle consiste essentiellement en une plaque qui se moule sur le fond du cul-de-sac latéral du vagin, et constitue en quelque sorte la base, le plancher de la tumeur du ligament large. Douée d'une consistance œdémateuse, comme empâtée, parfois ligneuse, également dure dans toute son étendue; parfaitement régulière, comme aplatie, sans inégalités, sans nodosités, en général très-peu sensible : ainsi se présente la tumeur qui double le fond du cul-de-sac vaginal. On voit qu'elle revêt la plupart des caractères qui appartiennent au plastron de la paroi du ventre. Sa situation relativement à l'utérus est presque toujours la même : le plus souvent, elle est séparée du bord correspondant du col utérin par un sillon, dont la largeur varie suivant que la phlegmasie du ligament large affecte des points plus ou moins voisins de l'utérus dans la partie du ligament accessible au toucher. Tantôt ce sillon est assez large pour loger l'extrémité du doigt, tantôt on ne peut qu'y glisser l'épaisseur de l'ongle. Il est rare qu'il fasse complétement défaut, et que la tumeur se continue sans ligne de démarcation avec le bord du col utérin (obs. VI). La plaque indurée repose sur le fond du cul-de-sac latéral sans le déprimer bien notablement. En arrière et en dehors, elle cesse d'exister aux limites mêmes de ce cul-de-sac. En avant, elle s'étend jusqu'à la paroi osseuse du bassin, à laquelle elle est contiguë, sans qu'il soit toujours possible de faire pénétrer le bout du doigt dans un sillon de séparation. En dedans, cette plaque offre un côté tranchant, incurvé en forme de croissant qui embrasse tout le bord correspondant du col de la matrice. Dans certains cas, cette partie concave envoie un petit prolongement qui contourne la face antérieure du col, pour finir, en s'amincissant, entre lui et le bas-fond de la vessie (obs. I, IV, V).

Enfin, d'autres fois, l'inflammation du ligament large se propage dans le tissu cellulaire qui double les parois mêmes du vagin, et alors l'induration, au lieu de se limiter au fond du cul-de-sac, se continue sans interruption en avant, en arrière et latéralement autour du conduit vaginal, qu'elle enveloppe ainsi sur une étendue plus ou moins considérable; ce qui donne au toucher une sensation toute particulière, comme si l'on avait sous le doigt une doublure de carton autour du vagin. C'est un signe sur lequel nous avons entendu plusieurs fois insister M. Bernutz.

Si l'on cherche quelle est la position du col utérin, on la trouve peu modifiée. Le plus souvent, le col conserve sa direction et sa situation normales, ou bien il est légèrement porté du côté opposé à la tumeur. Plus tard, au contraire, lorsque la résolution s'opérera, le col et le corps de l'utérus, attirés par la rétraction que subiront les tissus enflammés, se déplaceront constamment de leur côté; de sorte que l'organe tout entier se transportera, parallèlement à son axe, vers le ligament large malade. C'est une particularité que nous avons constatée dans toutes nos observations; elle explique parfaitement pourquoi, dans les premiers temps, on ne remarque pas de différence sensible dans la largeur des deux culs-de-sac latéraux, tandis que, sur le déclin de l'affection, le cul-de-sac correspondant au phlegmon est notablement rétréci par rapport à l'autre, qui acquiert parfois le double d'étendue. On dirait que le cul-de-sac s'est resserré et comme froncé dans tous les sens. Dans un cas seulement (obs. V), nous avons trouvé l'orifice du col regardant un peu en arrière, ce qui tenait à un certain degré d'antéversion. Deux fois nous l'avons rencontré à une hauteur plus grande qu'à l'état normal ; dans l'observation II, il était même très-haut placé. Quant au rectum, il se trouvait, chez une de nos malades (obs. IV), fortement dévié du côté opposé à la tumeur. Excepté dans la période d'acuité du phlegmon, la température du vagin est faiblement augmentée. Sous la pulpe du doigt, nous avons senti parfois des battements artériels bien accusés. Ce symptôme, auquel M. Nonat attache une certaine importance pour le diagnostic de son phlegmon péri-utérin, n'en a assurément aucune. Il n'offre rien de spécial à cette affection, et, pour qu'il existe, il suffit que les conditions du pouls soient réalisées, c'est-à-dire, d'une part, un plan résistant, d'autre part, une artère assez volumineuse. Or ces conditions peuvent se rencontrer toutes les fois qu'au voisinage de l'utérus il y a une tumeur quelconque suffisamment résistante, et que le système vasculaire des annexes fonctionne d'une manière exagérée.

Pour se rendre un compte exact des signes fournis par la tumeur phlegmoneuse du ligament large, il ne faut jamais négliger de combiner le palper abdominal et le toucher vaginal. A l'aide de ce moyen, on arrive parfois à reconnaître une tumeur que l'un de ces procédés employé seul avait laissé échapper. C'est aussi l'expédient le meilleur pour apprécier la position relative de l'utérus, et pour saisir l'indice d'une fluctuation sur laquelle on conserverait des doutes. En agissant ainsi, on est frappé du peu de mobilité dont jouit la tumeur du ligament large ; il semble qu'elle ait contracté des adhérences solides avec la paroi osseuse. La pression communiquée sur la portion de la tumeur, qui émerge de l'excavation du bassin, ne transmet que des mouvements obscurs et très-limités au doigt appliqué sur la plaque indurée du cul-de-sac vaginal. La fixité, l'immobilité sont donc des caractères de la tumeur formée par l'inflammation du ligament large.

L'utérus, au contraire, loin d'être immobilisé comme dans certaines affections péri-utérines qui l'enveloppent de toutes parts, conserve la liberté de ses mouvements en avant et en arrière ; il ne perd plus ou moins que ceux de latéralité. Lorsqu'on cherche à préciser sa situation ; on s'aperçoit qu'il constitue une partie de la tumeur abdominale, celle qui est située dans la région médiane. On voit aussi que le bord de la matrice se continue directement, sans ligne de démarcation, avec la partie qui a pour siége le ligament large lui-même. Mais, si le plastron induré de la paroi du ventre s'étale très-largement au-dessus de la symphyse pubienne en remontant près de l'ombilic, il cache profondément derrière lui le fond de l'utérus, que la main alors ne peut plus atteindre. La pression exercée sur le fond de cet organe, et qui se transmet nettement au doigt placé sur le museau de tanche, ne fait éprouver qu'un déplacement obscur à l'induration qui double le cul-de-sac du vagin. Réciproquement, les mouvements communiqués à la tumeur à travers la paroi du ventre se transmettent très-vaguement au doigt appliqué sur le col, et, au contraire, directement à la plaque indurée sentie par le vagin.

Pour le toucher rectal, employé seul il permet d'apprécier la saillie que fait en arrière la tumeur dans l'excavation, et de reconnaître si le phlegmon n'a pas de tendance à s'ouvrir dans l'intestin. Combiné avec le palper abdominal, il donne une idée du volume, de l'épaisseur de la tumeur. Mais associé au toucher vaginal, il ne fournit que des sensations imparfaites. Cette dernière combinaison est même impraticable dans la majorité des cas, et nous ne partageons nullement l'opinion de M. Bourdon sur l'importance des résultats que l'on peut tirer de ce procédé d'exploration, souvent inutile et toujours fort désagréable pour les malades.

2e *variété.* Lorsque l'inflammation du ligament large, au lieu de gagner les plans superficiels de la région iliaque, envahit le tissu cellulaire des parties profondes du bassin, elle vient occuper la fosse iliaque interne. L'affection emprunte alors à cette marche spéciale une série de symptômes nouveaux, qui légitiment la distinction que nous avons établie de deux variétés de phlegmon du ligament large. Dans ce dernier cas, ce n'est pas du côté du vagin qu'il faut chercher les signes différentiels. Ici, comme dans la première variété, le toucher tantôt ne fait apprécier aucune tumeur, tantôt au contraire permet de constater une plaque indurée limitée au fond du cul-de-sac latéral, ou se prolongeant plus ou moins autour des parois mêmes du vagin. Mais si l'on porte la main au-dessus de l'arcade fémorale, on ne rencontre plus en avant du paquet intestinal un plastron plus ou moins large et terminé supérieurement par un bord assez mince, derrière lequel on peut refouler les parois abdominales placées au-dessus de lui. Ces dernières au contraire sont restées souples, partout facilement dépressibles, et l'on est obligé de les repousser plus ou moins profondément pour atteindre la tumeur. Dans une première période, avant que la phlegmasie du ligament large ait eu le temps, par ses progrès, de développer une tuméfaction appréciable dans la fosse iliaque interne, c'est dans l'excavation même du bassin que siége la tumeur. Voici quels sont alors ses caractères : sa forme est un peu ovoïde, son grand diamètre est dirigé tranversalement et parallèle à la branche horizontale du pubis; en dehors, on la suit parfois jusqu'au niveau du détroit supérieur où elle se termine; en dedans, elle se continue sans interruption avec le bord correspondant de l'utérus, qui constitue une partie de la tumeur appréciée par le palper. Tandis qu'en arrière ses limites sont mal définies, en avant elle est intimement accolée à l'enceinte pelvienne, ce qui la rend à peu près immobile, et empêche qu'on ne puisse glisser l'extrémité des doigts entre elle et la paroi osseuse. A ce moment, l'inflammation se borne encore au tissu du ligament large.

Plus tard, la fosse iliaque interne se prend à son tour, et on en est averti par de nouveaux symptômes. Le phlegmon qui se trouvait nettement limité à l'excavation, franchit le détroit supérieur et vient se prolonger dans le grand bassin en avant du muscle psoas-iliaque. Dans le principe, on ne sentait de tuméfaction que si l'on explorait immédiatement au-dessus de l'arcade crurale, dans la direction du ligament large, et en cherchant sur un plan plus élevé on ne trouvait rien d'anormal. Maintenant, au contraire, si l'on déprime la paroi abdominale en dedans de l'épine iliaque antérieure et supérieure, on arrive profondément sur une masse résistante, mal circonscrite, plus ou moins douloureuse, et qui va rejoindre sans ligne de séparation la tumeur située dans le petit bassin. Alors aussi apparaissent certains troubles fonctionnels, qui confirment la valeur des signes fournis par l'examen physique. Ce sont des douleurs névralgiques vers les organes génitaux et le membre inférieur, ou simplement de l'engourdissement, des fourmillements, de l'œdème des malléoles, enfin la flexion et la rétraction de la cuisse quand le phlegmon est sous l'aponévrose fascia iliaca. Dès lors, il existe à la fois un phlegmon du ligament large et un phlegmon iliaque, confondant plus ou moins leurs symptômes. Aussi, à moins d'avoir pu suivre la filiation des phénomènes morbides, est-il à peu près impossible de discerner à cette époque quel est celui des deux qui a donné naissance à l'autre, ou si par hasard leur développement n'aurait pas été simultané.

En résumé, dans la période confirmée du phlegmon :

Par le palper abdominal, on trouve soit une induration plus ou moins largement étalée dans l'épaisseur de la paroi abdominale, soit une tumeur douée de caractères particuliers, plus profonde, indépendante de cette paroi, et qui d'ailleurs peut être limitée au petit bassin, ou se prolonger aussi dans la fosse iliaque interne.

Par le toucher vaginal, tantôt on ne perçoit rien, ce qui est rare; tantôt on constate une plaque indurée spéciale se moulant sur le fond du cul-de-sac latéral, ou cette même plaque se continuant en outre avec une induration qui double plus ou moins largement les parois du vagin.

Par le palper et le toucher combinés, on reconnaît d'une part, la fixité de la tumeur du ligament large, qui adhère étroitement à l'enceinte pelvienne; d'autre part, la mobilité à peu près complète de l'utérus en avant et en arrière; enfin on se rend compte des connexions intimes qui relient ce dernier organe à la tumeur.

Quel que soit le nombre de ces signes que l'on rencontre associés, ils se trouvent toujours groupés de manière à assurer le diagnostic. Ainsi : 1° la phlegmasie s'étend-elle de son siége primitif dans la paroi antérieure du ventre ? nous aurons nécessairement le plastron induré superficiel au-dessus de l'arcade crurale, avec ou sans l'induration qui double le cul-de-sac latéral et les parois du vagin. C'est le cas le plus fréquent. 2° Envahit-elle de proche en proche le tissu cellulaire de la fosse iliaque interne? nous pouvons voir manquer l'induration dans le cul-de-sac latéral et autour du vagin, mais nous aurons nécessairement, d'abord la variété de tumeur du ligament large indépendante de la paroi du ventre, que nous avons indiquée à propos de cette forme du phlegmon, et secondairement les signes de l'inflammation du tissu de la fosse iliaque interne décrite par M. Grisolle. 3° Reste-t-elle bornée au tissu du ligament large? nous aurons inévitablement la plaque indurée du cul-de-sac vaginal, et la tumeur profonde post-pubienne dont nous venons de parler. 4° Se propage-t-elle principalement autour du vagin? nous en sommes avertis par l'induration du cul-de-sac, associée en outre à cette sorte de cuirasse qui enveloppe la surface extérieure du conduit vaginal.

On voit donc que tous ces symptômes, même isolés, ont une grande valeur pour le diagnostic; mais que combinés de ces différentes façons, ils donnent à ce dernier une certitude absolue presque dans tous les cas.

§ III. — *Terminaisons*. Il y a deux terminaisons possibles : ou le phlegmon reste tout le temps à l'état d'induration et n'arrive à se résoudre que lentement, ou bien il passe à la suppuration, et, une fois le pus évacué, il disparaît plus ou moins rapidement.

Quel est l'ordre de fréquence de ces deux modes de terminaison? Il est une loi générale en médecine, c'est qu'une maladie donnée n'est jamais complétement identique à elle-même lorsqu'on l'envisage sur des sujets différents; aussi y a-t-il autant d'individualités morbides que d'individus pour une maladie de même nom et de même nature. Parmi les nombreuses causes qui interviennent pour qu'il en soit ainsi, la question de terrain, de support, a une importance capitale. Nous la retrouvons ici avec toute son influence; c'est pourquoi, sous une même constitution épidémique, le phlegmon des ligaments larges se terminera chez telle femme par induration, chez telle autre presque inévitablement par suppuration. Il nous semble donc difficile de donner une règle générale au sujet de la fréquence relative des terminaisons par induration et par suppuration. Pour les affections puerpérales très-graves, la cause première incontestablement domine tout, et l'on sait quelle disposition à la suppuration entraîne dans ces cas la puerpéralité. Mais en est-il de même pour les manifestations bénignes dans lesquelles rentre le phlegmon du ligament large? Ce n'est pas notre avis. Parmi les manifestations du même genre que notre phlegmon, sont les pelvi-péritonites liées à l'accouchement. Sans doute, des diverses pelvi-péritonites, l'espèce puerpérale est celle qui suppure le plus souvent; mais cependant il est prouvé que, même après les couches, la variété séro-adhésive se rencontre bien plus fréquemment que la variété purulente. Ainsi, en invoquant l'analogie, on arriverait à admettre que le phlegmon du ligament large doit se terminer plutôt par induration que par suppuration. Et pourtant d'après l'ensemble des observations, c'est peut-être le contraire qui paraît exister. Ce résultat, nous ne l'attribuons nullement à l'influence de la puerpéralité qui a produit le phlegmon, mais simplement au siége de l'affection, à la nature même des tissus où celle-ci se développe. On sait en effet combien est facile et habituelle la suppuration des phlegmons, quelle que soit la région qu'ils occupent. Pour celui des ligaments larges, nous regardons donc cette dernière terminaison comme plus fréquente que l'induration. Mais nous croyons très-exagérée l'assertion de ceux qui ont écrit que les inflammations post-puerpérales des ligaments larges tendent presque fatalement à la suppuration.

Terminaison par induration. — Lorsque le phlegmon du ligament large ne suppure pas, on est frappé du peu de réaction qu'il excite dans l'organisme, et de la lenteur avec laquelle s'opère la résolution. Tout se passe en quelque sorte silencieusement et comme à l'insu des malades, qu'on a beaucoup de peine à maintenir au repos en raison même du peu de souffrances et de malaises qu'elles éprouvent. Dans ces conditions, en effet, il y a absence de fièvre, de frissons; tout consiste en quelques douleurs passagères localisées dans un des côtés du bas-ventre, et en de légers accidents se rattachant à de l'anémie ou un certain degré de dyspepsie.

Quant à la tumeur située dans le bassin, elle persiste avec une opiniâtreté parfois désespérante; il faut des mois entiers pour qu'elle disparaisse complétement. On la voit d'abord augmenter, puis rester stationnaire assez longtemps, et enfin décroître de jour en jour. Cette évolution s'exécute graduellement, et l'on ne trouve jamais comme dans la forme suppurée des différences considérables dans le volume de la tumeur examinée à deux époques rapprochées. Une fois la résolution commencée, on peut en suivre facilement tous les progrès par les modifications que subit la masse phlegmoneuse. Le plastron induré de la paroi abdominale diminue peu à peu d'étendue, de consistance et de fixité. On parvient à le mouvoir d'avant en arrière en même temps que la paroi du ventre. On commence aussi à sentir de nouveau le fond de l'utérus dans les cas où l'induration pariéto-abdominale s'était étalée jusque vers l'ombilic.

De son côté la tuméfaction sentie par le vagin perd de sa fermeté et s'efface insensiblement. Par le palper et le toucher combinés, on apprécie l'affaissement progressif de l'ensemble de la tumeur; l'utérus se dessine, s'isole chaque jour davantage, et se trouve attiré parallèlement à son axe vers le côté malade par la rétraction des tissus enflammés. La position de l'utérus pourrait donc indiquer à peu près à quelle période en est l'affection. Lorsque la guérison est presque complète, il ne reste de cette énorme tumeur que des vestiges quasi imperceptibles. Ainsi, par le palper, on sent une vague résistance ; par le toucher, un peu moins de souplesse au fond du cul-de-sac, mais on ne trouve pas ces brides, ces noyaux multiples d'induration qu'on observe si fréquemment dans la pelvi-péritonite. Enfin on a la sensation d'une sorte d'empâtement profond, mal défini, interposé entre les deux mains. Puis tout disparaît, et, peut-être, du phlegmon du ligament large ne reste-t-il d'autre trace qu'une légère diminution du cul-de-sac latéral correspondant. Quant à l'utérus, si parfois on le trouve transporté plus ou moins du côté où siégeait l'affection, jamais on ne constate ces déviations diverses flexions, versions, que souvent laisse après elles pour la vie la péritonite localisée dans le petit bassin.

Des remarques complétement analogues s'appliquent à la terminaison par induration de la deuxième variété du phlegmon des ligaments larges.

Terminaison par suppuration. — Si le phlegmon se termine par suppuration, deux cas peuvent se présenter : ou bien (obs. II,

III), dès le début, la suppuration s'annonce franchement et se produit rapidement, ou bien (obs. I) elle n'apparaît que tardivement. Cette dissemblance dans la marche entraîne nécessairement une différence considérable dans la durée de l'affection. C'est ainsi que, dans nos observations II, III, le phlegmon fut entièrement guéri en deux mois et demi, tandis que, pour l'observation I, où la suppuration fut tardive et lente, il fallut cinq mois pour obtenir le même résultat. Et l'on ne peut vraiment attribuer à d'autres causes cette disproportion dans la durée de la maladie, car, pour les unes comme pour les autres, une fois le pus bien collecté et l'ouverture au dehors établie, nous trouvons qu'il a fallu à peu près le même temps pour que la résolution fût complète. Mais d'autres fois ce qui prolonge la maladie, c'est la durée considérable de la sécrétion purulente après l'ouverture du foyer; il peut en effet y avoir des suppurations des ligaments larges pour ainsi dire interminables.

Dans tous les cas, qu'il ait été prompt ou tardif, le travail de suppuration se révèle à peu près toujours par le même cortége de symptômes bien connus. De petits frissons erratiques, suivis de sueurs, se produisent plusieurs fois dans la journée ou simplement à la tombée de la nuit, bien différents des violents frissons avec claquements de dents propres à l'infection purulente. Chaque soir, le pouls s'accélère, la peau devient chaude, le visage s'anime; en un mot, il s'élève un accès de fièvre intermittente. L'appétit disparaît complétement, il existe même un dégoût profond pour toutes espèces d'aliments; les digestions deviennent lentes et pénibles, et alors aussi peuvent survenir des vomissements et de la diarrhée. La malade ne dort plus, est très-impressionnable; elle maigrit et dépérit visiblement de jour en jour; son facies pâlit et prend une teinte jaunâtre terreuse toute particulière. En même temps, les douleurs de ventre se réveillent sous forme de battements, d'élancements, qui s'irradient de la fosse iliaque dans toutes les régions circonvoisines. Ces souffrances se font remarquer par leur persistance et leur ténacité; elles se répètent à intervalles plus ou moins rapprochés, et le soir amène constamment une exacerbation des douleurs aussi bien que de la fièvre. La tumeur, qui était presque indolente soit au palper, soit au toucher dans la terminaison par induration, acquiert ici à l'examen une vive sensibilité. Pour toutes ces raisons, l'état de la malade ne laisse pas que d'offrir une certaine gravité, et son aspect un cachet spécial lié uniquement à la suppuration et qui cependant, au premier abord, pourrait en imposer pour une maladie bien plus sérieuse, nous voulons parler de la phthisie pulmonaire.

Pendant que se déroule le tableau expressif du travail de suppuration, la tumeur du bassin, elle aussi, nous fournit des renseignements non moins significatifs. Sans compter les phénomènes douloureux dont elle devient le siége, il se produit dans ses dimensions, sa forme et sa consistance des modifications importantes. Dans tous les cas son volume augmente, on la voit grossir et s'agrandir de jour en jour; la paroi abdominale, soulevée et repoussée en avant, forme une saillie souvent très-prononcée qui contraste avec l'affaissement et la souplesse des régions voisines. Du côté du vagin, la plaque indurée refoule le fond du cul-de-sac latéral, et parfois fait une saillie assez exagérée pour déborder plus ou moins le niveau de l'extrémité inférieure du col. C'est ainsi que dans notre observation Ire nous avons trouvé, en rapport avec une poussée purulente, le museau de tanche comme perdu en haut d'un infundibulum constitué par le plancher de la tumeur.

Une fois le pus collecté, il tend à se créer une issue à l'extérieur, et alors suivant qu'il se dirige dans tel ou tel sens, tous les efforts se concentrent sur ce point déterminé. Lorsque l'ouverture doit se produire sur la paroi abdominale, une saillie circonscrite s'élève sur la voussure générale de la tumeur; chaque jour elle s'accuse davantage, et les tissus périphériques offrent un empâtement œdémateux. A ce lieu d'élection, une pression même légère éveille une souffrance violente, on dirait qu'il existe là comme une épine douloureuse. Dans le principe, on éprouve au palper une sensation de tension élastique, de rénitence et même de vague fluctuation, mais sans qu'il soit possible d'avoir à cet égard une certitude parfaite. Il y a donc une certaine période où l'on acquiert la conviction que du pus existe dans la tumeur, mais toutefois sans qu'il soit permis d'en avoir sous le doigt la preuve matérielle. Rien n'est en effet difficile et délicat comme d'apprécier à travers la paroi abdominale la fluctuation de ces collections purulentes renfermées dans l'excavation du bassin. Aussi doit-on utiliser toutes les ressources que l'on possède, et dans ces recherches embarrassantes il ne faut jamais négliger de combiner au palper du ventre le toucher vaginal et même rectal. Enfin, au bout d'un certain temps, les ganglions supérieurs du pli de l'aine se tuméfient et sont douloureux, la peau rougit et contracte des adhérences, et au point le plus saillant la fluctuation devient manifeste. Alors, si le chirurgien n'intervient pas, les téguments s'amincissent de plus en plus et il se fait bientôt une ouverture spontanée. Bien que celle-ci puisse se produire à des hauteurs différentes, son lieu d'élection est une zone assez circonscrite qui surmonte l'arcade fémorale. Il existe cependant à cette règle des exceptions; il en est une remarquable, elle est relative à ces exemples très-rares, mentionnés par M. Gubler, dans lesquels le liquide purulent ayant suivi le trajet du ligament rond, avait pénétré dans le canal inguinal pour venir s'ouvrir au niveau de l'orifice externe de ce canal. Dans ces cas, le phlegmon se développe principalement dans la partie supérieure du ligament large, et une affection de l'ovaire ou de la trompe en est probablement le point de départ. Nous rapporterons (obs. XIII) une observation de M. Gubler au sujet de cette variété peu commune.

Lorsque l'inflammation s'étend du côté de la fosse iliaque interne, ou qu'en d'autres termes un phlegmon iliaque profond s'associe au phlegmon du ligament large, l'issue du pus peut encore avoir lieu sur la paroi abdominale, mais ce n'est plus au même niveau. Tandis que dans la forme précédente l'ouverture se produisait dans la zone médiane de l'hypogastre, entre l'ombilic et le milieu de l'arcade crurale, ici elle est située bien plus latéralement, sur un plan habituellement voisin de l'épine iliaque antérieure et supérieure. Quant aux autres voies que peut suivre le pus pour se faire jour à l'extérieur dans cette deuxième variété de phlegmon du ligament large, nous ne ferons que les citer. Leur étude, en effet, se rattache à celle des abcès de la fosse iliaque interne proprement dite, qui ne rentre pas directement dans notre sujet. Le pus collecté dans la fosse iliaque interne, s'il ne s'ouvre pas sur la paroi abdominale antérieure, pourra fuser dans les directions suivantes : en bas, vers la partie supérieure de la cuisse; en haut, vers le foie, le rein, le diaphragme; en arrière, vers le carré des lombes et même le grand trochanter.

Si la collection purulente du ligament large, au lieu de se diriger par en haut, gagne les parties inférieures du bassin, il n'est pas facile de prévoir l'endroit où le pus va se créer une issue au dehors. Dans ce dernier cas, c'est principalement sur la portion intra-cavitaire de la tumeur que se produisent les divers changements qui précèdent la sortie du liquide. Peut-être pourra-t-on soupçonner que celle-ci aura lieu dans le vagin, si par le toucher on reconnaît de ce côté une augmentation considérable dans le volume de la tumeur du cul-de-sac et surtout de la fluctuation. On pensera plutôt à l'ouverture dans l'intestin, si par le toucher rectal on constate que la tumeur se porte notablement dans cette direction et si le contact du doigt provoque une vive douleur qui n'existait pas auparavant. Mais nous n'avons aucun moyen pour prévoir que la collection s'ouvrira soit dans la vessie ou l'utérus, soit dans la cavité du péritoine, et nous ne pouvons absolument que constater le fait une fois qu'il s'est produit.

Les abcès du ligament large s'ouvrent sans contredit bien plus fréquemment sur la peau du ventre que partout ailleurs. Cette préférence dépend précisément de la tendance habituelle qu'a ici l'inflammation à envahir de proche en proche le tissu cellulaire soit de la paroi abdominale, soit de la fosse iliaque interne. Ce fait clinique concorde d'ailleurs parfaitement avec les dispositions anatomiques que nous avons indiquées dans le chapitre précédent. Même dans cette variété de phlegmon où existe le plastron induré pariéto-abdominal, on peut aussi voir exceptionnellement le pus, au lieu de suivre la voie qui semble toute tracée, se frayer une issue par le vagin (obs. III).

Après la peau, le vagin en première ligne, et le rectum ensuite, sont les organes où s'ouvrent le plus ordinairement les abcès. Les symptômes qui accompagnent cette évacuation n'ont rien de spécial à l'affection qui nous occupe. Comme fait assez rare nous citerons la communication du foyer purulent avec la vessie; et comme fait exceptionnel, celle avec l'utérus et la cavité du péritoine. On ne connaît guère que quelques exemples du premier cas, tels sont ceux rapportés par Dupuytren et M. Trousseau; un seul du deuxième publié par Dance et Husson (obs. XIV); un du troisième par M. Bourdon (obs. XII). Enfin il est des cas où ces différents modes d'ouverture, au lieu de se présenter isolément, se combinent ensemble de diverses façons. Ainsi le même phlegmon peut s'ouvrir à la fois sur la peau du ventre, et dans le vagin; ou bien sur la paroi abdominale et dans la vessie; ou encore sur la peau du ventre et dans la cavité du péritoine : tel est le cas de M. Bourdon.

L'époque à laquelle se produit ou est devenue nécessaire l'ouverture du foyer purulent, varie suivant le lieu où elle se fait, et suivant la marche plus ou moins rapide du travail de suppuration. Dans les observations nous avons trouvé indiquées, comme limites extrêmes, les dates d'un mois et trois mois à partir du début de l'affection.

Dans tous les cas on est frappé de l'abondance du liquide que l'on voit sortir, et généralement sa quantité est peu en rapport avec le volume apparent de la tumeur. Le pus est homogène, bien lié, de bonne nature, blanc-jaunâtre ou verdâtre; il a en un mot les caractères du pus phlegmoneux. Le plus souvent il n'a pas d'odeur bien prononcée; cependant, dans quelques cas, on a noté une odeur fétide, alliacée, et parfois même plus ou moins analogue à celle que présentent certains abcès développés au voisinage de l'intestin. Lorsque le pus n'est pas mélangé à d'autres liquides, tels que l'urine, le mucus vaginal ou utérin, on voit son aspect se modifier dans les jours qui suivent l'ouverture du foyer. Ainsi d'épais, phlegmoneux qu'il était d'abord, il devient plus fluide, plus clair, et finit par se transformer en de la sérosité citrine, transparente; puis, après un temps qui est variable, l'écoulement se tarit complétement. Il est impossible de fixer à cet égard une date quelconque, car, si dans quelques exemples il se prolonge presque indéfiniment à travers un orifice resté fistuleux, dans d'autres, au contraire, quelques jours suffisent pour épuiser complétement la suppuration du foyer. Et même dans les cas où l'ouverture paraît se fermer trop promptement, on ne doit pas nécessairement s'en alarmer, car il est des faits bien avérés où cette cicatrisation précoce n'a eu aucune conséquence fâcheuse. Ces différences tiennent sans doute à plusieurs causes, par exemple, au siége plus ou moins déclive de l'ouverture du foyer, au volume de la tumeur, et beaucoup aussi à la constitution et à l'état des forces des malades.

Dès le jour même où se fait l'ouverture de l'abcès, il se produit brusquement dans l'état de la malade une sorte de détente, un amendement très-marqué qui se continue et se complète les jours suivants. C'est là un fait constant qui ne souffre aucune exception. Désormais dans les cas heureux les douleurs de ventre se dissipent, les frissons ne reparaissent plus, la fièvre s'apaise, le soir n'amène plus l'exacerbation habituelle; les digestions se rétablissent, l'appétit renaît et avec lui l'espoir et la gaieté de la malade. Toutefois lorsque l'ouverture du foyer est trop tardive, que les forces sont épuisées et l'atteinte portée à l'organisme trop profonde, l'amélioration des premiers jours ne se soutient pas. On observe alors un affaissement extrême, l'appétit ne revient pas, les digestions ne se font plus, tous les aliments sont rejetés, la suppuration devient grisâtre et fétide, la diarrhée survient, puis la fièvre hectique, du subdélirium, et enfin les malades succombent faute de résistance suffisante.

Du côté de la tumeur il s'opère aussi de nombreuses transformations. Aussitôt après l'incision elle s'affaisse visiblement, et si cette première ouverture doit suffire et a été pratiquée assez tôt, la résolution s'établit franchement. On est alors étonné de la rapidité avec laquelle décroît la masse phlegmoneuse, et des différences de volume que l'on peut constater à des intervalles de temps fort rapprochés. Aussi dans les cas favorables la guérison est rapidement obtenue; c'est ainsi que dans nos trois observations de phlegmon suppuré (obs. I, II, III), elle était complète un mois, dix-huit jours, dix-sept jours après l'ouverture de l'abcès. Il est donc évident que si parfois la suppuration peut entraîner plus de dangers que la terminaison par induration, elle a du moins l'avantage d'être beaucoup plus expéditive.

Telles sont les différentes phases que parcourt le plegmon du ligament large lorsqu'il doit aboutir à la guérison, ce qui est l'issue de beaucoup la plus habituelle. Lorsqu'il se termine par induration, la guérison a toujours lieu. S'il passe à la suppuration, l'issue est encore le plus souvent favorable; cependant la mort peut en être le résultat. Dans les exemples où elle est survenue, la cause n'a pas toujours été la même. En général, elle doit être attribuée soit à l'infection putride, soit à la débilité excessive des malades qui finissent par s'éteindre dans le marasme le plus absolu. Il n'est pas rare alors de rencontrer à l'autopsie des complications multiples : ce sont, outre l'abcès du ligament large, de vastes suppurations dans la fosse iliaque interne, des fusées purulentes en divers sens et même dans les grandes articulations voisines, quelquefois des pleurésies purulentes, enfin des délabrements considérables plus ou moins analogues à ceux que nous voyons dans l'observation X. Les malades peuvent aussi succomber aux conséquences d'une cystite purulente, d'une entérite grave, survenues à la suite de l'ouverture du foyer dans la vessie, sur un point trop élevé de l'intestin. Enfin, la mort, exceptionnellement, est le fait d'accidents tout à fait insolites, par exemple la rupture du foyer dans le péritoine, l'infection purulente (obs. IX), les embolies cardiaques et pulmonaires.

Que le phlegmon ait ou non suppuré, lorsque la résolution est achevée, la malade est guérie, et c'est pour toujours. On ne voit pas, en effet, à la suite du phlegmon des ligaments larges persister, comme après la pelvi-péritonite, des nodosités et des indurations chroniques autour de l'utérus. Ces reliquats qui, pour cette dernière affection, deviennent la source de nombreuses recrudescences pour un avenir plus ou moins prochain, font ici complétement défaut. A ce point de vue, une différence capitale sépare donc le phlegmon du ligament large du phlegmon à redoublements, c'est-à-dire de la pelvi-péritonite.

CHAPITRE IV.

DIAGNOSTIC.

§ Ier. Nous avons admis que le phlegmon du ligament large ne se développait que dans l'état puerpéral, nous devons donc surtout lui comparer des maladies pouvant se produire après l'accouchement ou l'avortement.

Les différentes formes de fièvre puerpérale qui se traduisent par des accidents typhoïdes, adynamiques, ataxiques, par des signes de phlébite, d'infection purulente, ne présentent aucune analogie avec la phlegmasie du ligament large. Quelles que soient, en effet, les lésions produites par la maladie puerpérale, les phénomènes généraux dans ces formesgraves dominent tout, et masquent constamment les affections diverses qui peuvent se développer.

Mais le phlegmon des ligaments larges peut être confondu avec d'autres affections, telles que les péritonites partielles, l'ovarite, l'inflammation de la trompe, le phlegmon de la fosse iliaque interne. Toutes ces manifestations relèvent de la même origine et ne se distinguent entre elles que par leur siége différent. La péritonite iliaque et le phlegmon de la fosse iliaque interne se rapprochent plus ou moins du phlegmon des ligaments larges, sans toutefois entraîner de sérieuses difficultés pour le diagnostic. Mais il n'en est plus de même de la pelvi-péritonite ; c'est ici que la distinction devient embarrassante et délicate : aussi nous proposons-nous d'y insister tout spécialement.

A côté des cas nombreux de péritonites pelviennes parfaitement limitées à la capacité du petit bassin, il existe quelques exemples incontestables de péritonites partielles dont le siége est primitivement et exclusivement dans la fosse iliaque. Ces dernières donnent lieu dans cette région à une tumeur, qui pourrait au premier abord en imposer pour un phlegmon du ligament large. Mais celui-ci prend naissance dans le petit bassin, s'accroît de bas en haut, offre avec l'utérus des connexions intimes, produit habituellement au toucher une tuméfaction au fond du vagin, et affecte du côté de la paroi abdominale une forme bien définie et une direction parallèle au ligament de Fallope. La tumeur de la péritonite iliaque, au contraire, dans le cas que nous supposons, débute primitivement au niveau de la fosse iliaque, ne s'agrandit que consécutivement aux dépens des régions circonvoines, se montre dès les premiers temps plus superficielle que profonde, large et diffuse, mal circonscrite ; elle reste constamment indépendante de l'utérus, ne fournit au toucher que des signes négatifs, et enfin s'accompagne des troubles fonctionnels propres à la péritonite. Toutefois cette manière de procéder de la péritonite iliaque est exceptionnelle, car le plus souvent elle n'est que le résultat de l'extension d'une inflammation de la séreuse pelvienne, et rentre alors, dans les variétés de la pelvi-péritonite.

Le phlegmon de la fosse iliaque interne et celui du ligament large peuvent se présenter tous deux à la fois sur le même sujet, soit que leur développement ait été simultané, soit que l'un ait donné consécutivement naissance à l'autre. L'étude de la marche, de la succession des symptômes est seule capable d'éclaircir cette dernière question. Ce ne sont pas toutefois ces cas complexes que nous allons d'abord examiner ; mais étant donné un phlegmon limité à la fosse iliaque interne, comment peut-on le distinguer du phlegmon développé dans le ligament large ? Nous supposerons d'abord pour celui-ci le cas le plus commun, c'est-à-dire cette variété où l'inflammation, née dans le ligament large, envahit ultérieurement la couche profonde de la paroi abdominale antérieure. Lorsque la tumeur phlegmoneuse est encore contenue tout entière dans l'excavation, elle est profonde, dirigée transversalement, parallèle à la branche horizontale du pubis, accolée et adhérente à l'enceinte osseuse, continue au bord correspondant de l'utérus. Plus tard, quand la paroi abdominale elle-même se trouve envahie, une induration superficielle apparaît immédiatement au-dessus de l'arcade fémorale, et s'étale ensuite de bas en haut et latéralement comme un large plastron en avant du paquet intestinal. Si la suppuration s'établit et qu'elle se crée une issue sur la peau, l'ouverture se fait généralement dans la zone même qui surmonte le ligament de Fallope. Par le toucher vaginal, on sent une plaque indurée qui double le cul-de-sac latéral et parfois aussi les parois mêmes du vagin dans une certaine étendue.

Le phlegmon de la fosse iliaque interne est loin de présenter les mêmes caractères. La tumeur est ici située en avant du psoas-iliaque; pour la percevoir, ce n'est plus derrière l'arcade crurale, mais bien plus haut, en dedans de l'épine iliaque antérieure qu'il faut déprimer les parois abdominales. On sent alors une tuméfaction mal définie, comme un empâtement profond; peu à peu la tumeur se rapproche de la paroi du ventre et se circonscrit plus facilement. Sa forme est un peu allongée de haut en bas et de dehors en dedans; l'induration parfois se prolonge au-dessous de l'arcade crurale dans le triangle de Scarpa. Comme dans le phlegmon du ligament large, la paroi abdominale peut être compromise par les progrès de l'inflammation. Il se développe alors dans son épaisseur une induration, mais, au lieu de commencer au-dessus même de l'arcade crurale pour s'étendre de bas en haut, elle se montre d'abord latéralement en dedans et en avant de l'épine iliaque antérieure, puis de là s'agrandit et s'avance de dehors en dedans dans la direction de la ligne blanche. Si le phlegmon suppure, et qu'il ne s'ouvre pas à la partie supérieure de la cuisse soit au-dessous de l'anneau crural, soit vers le petit trochanter, le pus pourra se frayer une issue sur la peau du ventre. Alors l'orifice sera dans le voisinage de l'épine iliaque antérieure, sur un plan toujours plus latéral et habituellement plus élevé que celui où se fait l'ouverture du foyer purulent du ligament large. Par le toucher vaginal on ne constate jamais la moindre tumeur, tous les culs-de-sac sont libres et souples, et l'utérus est tout à fait mobile et indépendant de la tumeur iliaque. En outre, c'est seulement dans le phlegmon de la fosse iliaque interne que l'on trouve certains phénomènes de compression ou d'inflammation vasculaire et nerveuse, comme l'œdème, l'engourdissement, les fourmillements, les élancements douloureux dans les organes génitaux et le membre inférieur correspondant, enfin la flexion et la rétraction de la cuisse si le nerf crural est intéressé. Quelles différences de symptômes et de marche dans les deux cas !

S'il s'agit de la seconde variété de phlegmon du ligament large dans laquelle l'inflammation se propage du côté de la fosse iliaque interne, on aura à un moment donné la réunion des symptômes appartenant à ces deux phlegmons de siége différent. Il est donc indispensable pour savoir lequel a existé seul primitivement, d'assister au début de l'affection et de suivre la succession des accidents. Si la fosse iliaque interne a été prise la première, la tumeur dans le principe complétement inaccessible par le vagin, douée de tous les caractères que nous avons indiqués plus haut, sera située au-dessus du détroit supérieur. Plus tard, on la verra descendre graduellement dans l'excavation, se prolonger jusque dans le ligament large, et alors seulement le toucher vaginal fera reconnaître une tuméfaction dans le cul-de-sac latéral, et parfois aussi autour des parois vaginales. Que le point de départ, au contraire, ait été dans le ligament large, tout d'abord on constatera la plaque indurée qui double le cul-de-sac latéral et les parois vaginales, et par le palper une tumeur profonde accolée et adhérente à la branche horizontale du pubis, continue au bord correspondant de l'utérus. A ce moment, il n'existera absolument rien dans la région du psoas-iliaque. Plus tard, la paroi abdominale conservant toute sa souplesse, on suivra les progrès de l'inflammation s'étendant du petit au grand bassin. Aux symptômes qui existaient déjà, s'ajouteront alors un empâtement, puis une tumeur nettement dessinée dans la partie profonde de la région iliaque, tumeur dont on sentira la continuation avec celle située dans l'excavation. De plus, des élancements douloureux, des fourmillements, de l'œdème dans le membre inférieur, avertiront de la compression qui s'exerce sur les nerfs et les veines de la fosse iliaque. Si la phlegmasie envahit les tissus sous-aponévrotiques de cette région, on verra la cuisse se fléchir peu à peu et son redressement devenir impossible. Ainsi, quand on a pu suivre la marche de l'affection, on pourra toujours distinguer la deuxième variété du phlegmon du ligament large de l'inflammation qui a pris naissance primitivement dans la fosse iliaque interne, aussi bien dans les cas où celle-ci est restée bornée à cette dernière région que dans ceux où elle a envahi ultérieurement le tissu cellulaire du petit bassin.

Passons maintenant au diagnostic avec la pelvi-péritonite. Lorsque le péritoine de l'excavation du bassin vient à s'enflammer, il en résulte au bout d'un certain temps une tumeur, appréciable par le vagin seulement, ou à la fois par le vagin et la paroi de l'abdomen. Cette tumeur, comme on sait, est formée par des anses intestinales agglomérées ensemble d'une part, d'autre part, réunies à l'utérus et aux annexes au moyen d'adhérences et de dépôts plastiques, et qui circonscrivent une ou plusieurs loges remplies par un liquide séreux, séro-purulent ou purulent. Ce sont ces sortes de tumeurs qu'il est souvent trop facile de confondre avec celles qui se rattachent à la phlegmasie du tissu cellulaire du ligament large. Nous devons ici faire une distinction : tantôt la péritonite se borne au petit bassin et ne dépasse pas le détroit supérieur, tantôt la pelvi-péritonite franchit ces limites, et l'inflammation envahit en outre la séreuse de la région hypogastrique. Au point de vue du diagnostic, deux cas peuvent donc se présenter : ou la tumeur liée à la pelvi-péritonite est contenue tout entière dans l'excavation, ou bien une partie seulement est logée dans le petit bassin, et l'autre émerge au-dessus du détroit supérieur. Suivant qu'il s'agit de l'une ou de l'autre variété, les symptômes doivent offrir certaines différences qui portent sur les signes fournis par le palper abdominal. Quant aux résultats donnés par le toucher vaginal, ils seront toujours les mêmes, quelle que soit l'extension de la pelvi-péritonite. Par conséquent, nous allons d'abord étudier comparativement les symptômes appartenant à cette dernière et au phlegmon du ligament large du côté du vagin.

Dans le début, surtout si l'affection s'est développée à une époque rapprochée de l'accouchement, les signes fournis par le toucher vaginal n'ont qu'une valeur bien restreinte pour éclairer le diagnostic. Il n'y a pas alors de tumeur nettement formée, et il est difficile d'analyser avec précision ses sensations, à cause des changements produits par l'acte même de la parturition et le travail physiologique consécutif. Aussi, à cette époque, est-ce sur la comparaison des troubles fonctionnels et des symptômes généraux que doit se baser principalement le diagnostic. On trouve à cet égard des dissemblances assez marquées dans les deux affections. Ainsi, tandis que l'évolution du phlegmon se borne à soulever un appareil fébrile en rapport avec l'étendue de l'inflammation, la péritonite, même limitée, s'accompagne non-seulement de fièvre, mais de symptômes particuliers qu'on ne trouve pas au début de la phlegmasie des ligaments larges. Ce sont : le ballonnement du ventre, des nausées, des vomissements verdâtres, un pouls à la fois fréquent, dur et concentré, l'aspect grippé de la face et la prostration des forces. La douleur de ventre, au lieu d'être sourde, contusive, comme dans le phlegmon, est aiguë, lancinante, analogue au point de côté pleurétique. Mais il est aussi des cas où la pelvi-péritonite s'annonce d'une façon bien moins intense, avec un cortége de symptômes qui la rapprochent davantage du phlegmon des ligaments larges. On conçoit alors les nouvelles difficultés qui en découlent pour le diagnostic.

Plus tard, au contraire, les signes rationnels perdent de leur importance ; la tumeur se dessine, s'accuse chaque jour davantage, et revêt en définitive des caractères différents, suivant qu'elle se rattache à l'inflammation du tissu cellulaire ou à celle de la séreuse pelvienne. L'époque à laquelle la tumeur vaginale commence à être accessible par le toucher varie suivant qu'il s'agit de l'une ou de l'autre de ces deux affections. La tumeur de la pelvi-péritonite apparaît toujours beaucoup plus tôt que celle produite par le phlegmon ; ce qui tient sans doute à ce que, dans celui-ci, l'inflammation intéresse d'abord les parties les plus élevées du ligament large, et l'induration, alors cachée derrière le pubis, ne peut être atteinte par le doigt introduit dans le vagin. Dans la pelvi-péritonite, au contraire, la tuméfaction occupe les parties déclives dès le principe, et peut être sentie aussitôt qu'elle est constituée. Elle doit d'ailleurs se produire assez rapidement, car on sait combien sont faciles les adhérences péritonéales, qui déterminent la formation de la tumeur.

Dans le phlegmon, on sent au fond du cul-de-sac latéral correspondant un plancher, en forme de plaque œdémateuse, parfois très-dur et comme ligneux, régulier, sans inégalités ni bosselures, fort peu sensible ou tout à fait indolent, et à peu près complétement immobile. La partie interne embrasse le bord de l'utérus, avec lequel elle se continue sans démarcation ou dont elle est séparée par un sillon plus ou moins étroit. Sur les limites du cul-de-sac, l'induration peut se recourber et se prolonger autour des parois du vagin, et parfois même celui-ci est sur une grande étendue enveloppé de cette sorte de doublure. On trouve le col utérin généralement dans sa position normale ou porté du côté opposé, et si on cherche à le déplacer, on voit que, sauf les mouvements de latéralité, qui sont plus restreints, l'utérus a conservé à peu près toute sa mobilité.

Qu'il s'agisse maintenant d'une pelvi-péritonite, les caractères de la tumeur sont bien différents. Au lieu d'être limitée au cul-de-sac latéral, elle se prolonge presque toujours un peu en avant et surtout beaucoup en arrière du col utérin, qu'elle enlace étroitement. Loin d'offrir une surface uniforme et régulière, elle est inégale, bosselée, composée d'une série de nodosités juxtaposées. Jamais œdémateuse, elle atteint rarement la consistance comme ligneuse que possède quelquefois l'induration phlegmoneuse du ligament large. Souvent extrêmement douloureuse, toujours plus ou moins sensible, elle n'arrive jamais à l'indolence parfois absolue que nous avons signalée précédemment. Elle déprime plus ou moins le fond du cul-de-sac vaginal, et peut même se mettre de niveau avec l'extrémité du col, qui disparaît en quelque sorte au milieu des nodosités circonvoisines, mais dans aucun cas elle ne se prolonge autour des parois mêmes du vagin. Le col est manifestement dévié, tantôt du même côté que la tumeur, tantôt du côté opposé, suivant que celle-ci exerce spécialement son action propulsive sur le corps ou sur le col de l'utérus. La tumeur, non-seulement est elle-même immobile, mais elle immobilise complétement l'utérus, qu'elle entoure et enclave solidement. Enfin, entre elle et le col utérin, on trouve constamment un sillon de séparation, et jamais une continuité parfaite. Il nous a été donné d'appliquer ces signes différentiels pour le diagnostic entre une pelvi-péritonite suppurée et le phlegmon du ligament large, et d'en vérifier l'exactitude à l'autopsie (obs. VII). Nous avons vu que, dans certains cas, le phlegmon du ligament large ne donnait aucune tumeur par le toucher vaginal; or, en pareille circonstance, on ne pourra jamais penser à une pelvi-péritonite, parce que celle-ci, sans exception, s'accompagne toujours d'une tumeur accessible par le vagin.

Le palper abdominal fournit aussi au diagnostic des éléments importants. Dans cette variété, où la péritonite reste plus ou moins longtemps circonscrite dans la cavité du petit bassin, ce mode d'exploration est loin d'avoir la valeur du toucher vaginal. On ne sent en effet, à travers la paroi du ventre, qu'une tuméfaction vague, diffuse, une sorte de résistance, de rénitence profonde. Qu'il soit question, au contraire, d'un phlegmon du ligament large pris à la même date que la pelvi-péritonite, il aura déjà franchi les limites du détroit supérieur, et donnera lieu, soit dans l'épaisseur de la paroi abdominale, soit dans la fosse iliaque interne, à une tumeur parfaitement formée, douée de caractères déterminés.

Que la péritonite, limitée d'abord au petit bassin, s'accroisse par des poussées successives pour former une tumeur dans l'hypogastre, ou que, d'emblée, elle soit assez intense et étendue pour donner en peu de jours une tumeur qui fasse saillie au-dessus des pubis, nous aurons une même variété de pelvi-péritonite au point de vue du diagnostic qui nous occupe. Dans ces cas, il existe, comme pour le phlegmon, une tumeur formée de deux parties, l'une, la plus considérable, contenue dans l'excavation, l'autre, moins volumineuse, émergeant dans le grand bassin.

1° Dans la variété où la phlegmasie du ligament large s'étend du côté de la paroi abdominale, nous savons qu'il se développe dans l'épaisseur de celle-ci une large induration qui s'étale, de bas en haut, en avant du paquet intestinal, en se dirigeant vers l'ombilic. Nous avons, à propos de la symptomalogie, étudié tous ses caractères. Rien de semblable ne se montre dans le cas de pelvi-péritonite; les parois du ventre restent partout souples et mobiles, et ce n'est que derrière elles et non superficiellement que l'on sent une tumeur. Celle-ci non-seulement est plus profonde, tout entière intra-abdominale; mais, en s'élevant de la cavité du petit bassin, elle reste plus médiane et plus épaisse supérieurement dans sa portion émergente. Au lieu de présenter comme dans le phlegmon une consistance ferme et solide dès le principe, elle offre une sorte d'élasticité, de fluctuation obscure, particulière aux tumeurs renfermant un liquide, et qu'il est plus facile de reconnaître que de décrire. Tandis que la tuméfaction du ligament large donne à la percussion une matité absolue et constante, tout au moins dans la zone qui surmonte l'arcade fémorale, il n'en est plus de même pour la tumeur péritonitique. Cette dernière, en effet, quand on la percute, ne fournit qu'une matité imparfaite, inégale dans les différents points de son étendue, et surtout variable d'un jour à l'autre, par suite des modifications que subissent dans leur consistance les matières intestinales. La masse de la tumeur est peut-être moins immobilisée que dans le phlegmon. Il existe un certain intervalle entre elle et la branche des pubis, ce qui n'a pas lieu dans cette dernière affection. Loin de constituer la partie interne post-pubienne de la tumeur, l'utérus est plus ou moins recouvert et masqué par les anses d'intestin qui adhèrent entre elles, et il devient bien plus difficile de préciser sa position que dans le cas de phlegmon.

2° Dans la deuxième variété où la phlegmasie du ligament large se propage au tissu cellulaire de la fosse iliaque interne, il y a de plus grandes ressemblances, mais en retour de plus grandes différences avec la pelvi-péritonite. Dans les deux cas, la tumeur s'élève de la profondeur du petit bassin, franchit le détroit supérieur et vient émerger dans la région hypogastrique. Dans les deux cas, elle refoule en avant et en haut les anses intestinales, occupe un plan plus ou moins profond, et reste un certain temps indépendante des parois abdominales. Dans les deux cas enfin, la percussion superficielle donne une sonorité parfaite, et ce n'est qu'en percutant profondément que l'on trouve une certaine matité. Mais s'il s'agit d'une pelvi-péritonite, la tumeur s'élève généralement moins haut, elle est davantage dans la partie médiane de l'hypogastre, plus sensible à l'exploration, moins résistante, donne une sensation d'élasticité et non pas celle d'un empâtement phlegmoneux ; elle ne gagne jamais la paroi abdominale et ne s'accompagne point de certains phénomènes de compression. Si au contraire on a affaire à un phlegmon, la tumeur hypogastrique est plus latérale, plus manifestement située dans la fosse iliaque elle-même, moins douloureuse à la pression, d'une consistance plus ferme. Dans ses progrès l'induration peut se prolonger dans la gaîne du psoas à la partie supérieure de la cuisse, et plus tard elle envahit assez souvent la couche profonde de la paroi abdominale. Dans ce dernier cas, elle se montre superficiellement d'abord le long de la crête iliaque et dans le voisinage de l'épine iliaque antérieure, et ensuite s'avance graduellement de dehors en dedans dans l'épaisseur de la paroi du ventre. Enfin surviennent en même temps de l'engourdissement, des fourmillements, des élancements, de l'œdème dans le membre inférieur, et parfois la flexion et la rétraction de la cuisse. Telles sont les différences dans les symptômes locaux que présentent les deux variétés du phlegmon du ligament large et la pelvi-péritonite, soit que cette dernière reste circonscrite dans l'excavation du bassin, soit qu'elle ait envahi en outre la région hypogastrique.

Après avoir examiné les signes sensibles et rationnels qui permettent de distinguer le phlegmon du ligament large de la pelvi-péritonite, comparons la marche et la terminaison dans les deux cas. Si l'affection s'est développée en dehors de l'état puerpéral, on peut presque affirmer *à priori* qu'il ne s'agit pas d'un phlegmon du ligament large. Jamais on ne rencontre dans celui-ci ce début si insidieux, cette marche sourde et latente, cette chronicité d'emblée qu'affectent certaines espèces de pelvi-péritonites. Dès le principe ou peu après les premiers symptômes, le mal se révèle toujours par un ensemble d'accidents plus ou moins aigus. Lorsque s'est calmée la réaction inflammatoire obligée des premiers temps, un amendement très-sensible s'établit dans le phlegmon comme dans la pelvi-péritonite. Toutefois pour celle-ci, il est rarement aussi prononcé que dans le phlegmon ; et à chaque époque menstruelle, que les règles paraissent ou ne paraissent point, il se produit à peu près constamment une exacerbation dans les douleurs et assez souvent une nouvelle poussée inflammatoire. Rien de semblable n'arrive dans le phlegmon ; une fois sa marche enrayée, il la poursuit régulièrement vers un but déterminé. Quant au mode de terminaison, il est complétement opposé dans les deux cas si l'on veut le formuler d'une manière générale : la pelvi-péritonite suppure rarement, le phlegmon suppure souvent. Lorsque le foyer purulent s'ouvre une issue à l'extérieur, pour la phlegmasie de la séreuse, c'est par ordre de fréquence dans l'intestin, le vagin, la vessie, et très-exceptionnellement sur la paroi du ventre. Pour le phlegmon du ligament large, c'est au contraire le plus souvent sur la paroi abdominale, et ensuite dans le vagin, dans le rectum, la vessie. Que le phlegmon ait ou non suppuré, lorsque la résolution est achevée, il est guéri pour toujours, il ne reste derrière lui aucune épine inflammatoire, aucune déviation utérine. La pelvi-péritonite, au contraire, ne laisse que trop souvent après elle des noyaux d'induration, des brides, des engorgements. Ce sont alors la cause de déviations utérines, la source de douleurs et de malaises pour les motifs les plus insignifiants, et souvent le germe de nouvelles poussées inflammatoires à l'époque des règles, qui sont presque toujours pénibles et lentes à se rétablir régulièrement. Si malgré ces nombreux éléments de diagnostic, tirés soit des symptômes locaux, soit des symptômes généraux, soit du mode d'évolution des deux affections, le diagnostic restait encore incertain, on devrait se prononcer pour la pelvi-péritonite. Celle-ci en effet est de beaucoup la plus fréquente, à ce point qu'elle est des plus communes, tandis que le phlegmon des ligaments larges est une affection qu'on ne rencontre que rarement.

Tant que le phlegmon du ligament large reste isolé, sans complications, il se reconnaîtra aisément, le plus souvent du moins, aux signes que nous venons d'exposer. Mais qu'il se forme, ce qui est assez fréquent, une péritonite partielle de voisinage, les diffficultés surgiront alors en grand nombre, car les deux affections associées uniront et confondront plus ou moins leurs symptômes. C'est donc dans l'ordre de succession, dans la marche des différents accidents et leur étude minutieuse qu'il faudra chercher les éléments du diagnostic.

La distinction du phlegmon suppuré du ligament large avec l'ovarite et les abcès de la trompe est pour le moment absolument impossible. Ces dernières affections sont tout entières à étudier et à décrire ; à leur endroit les éléments du diagnostic différentiel font donc complétement défaut. Cependant, Aran croyait pouvoir reconnaître l'ovarite aux signes suivants : par le toucher rectal on sent qu'une moitié du petit bassin est occupée en partie ou en totalité par une tumeur. Celle-ci est arrondie, du volume d'un œuf ou bien plus grosse encore, extrêmement douloureuse, dure, rarement fluctuante, enfin indépendante de l'utérus, ainsi que le démontre un sillon de séparation qui correspond à la limite externe de cet organe.

§ II. — Il se développe, en dehors de l'influence puerpérale, plusieurs affections qui peuvent avoir aussi quelques points de contact avec le phlegmon du ligament large. Ce sont : les kystes enflammés de l'ovaire, certaines productions organiques, une variété fort rare d'hématocèle, enfin des collections purulentes symptomatiques de lésions osseuses.

Les kystes de l'ovaire s'enflamment quelquefois sans qu'on puisse accuser une cause traumatique. Il se produit alors une péritonite partielle de voisinage et en définitive une tumeur appréciable par le vagin et l'abdomen, qui pourrait, en l'absence de renseignements antérieurs, en imposer pour un phlegmon du ligament large. Il existe en effet une tumeur douloureuse remontant plus ou moins haut dans l'hypogastre, et une induration dans les culs-de-sac latéral et antérieur. Mais, sans compter que les sypmtômes généraux sont ceux d'une pelvi-péritonite d'intensité modérée, la tumeur du vagin offre des caractères tout particuliers, que nous ne trouvons jamais dans le phlegmon. Ainsi on perçoit comme enchâssée au milieu d'une série de noyaux indurés une tumeur très-douloureuse, obscurément fluctuante, et qui n'est que la base de la masse globuleuse sentie par le palper abdominal. Plus tard, si l'inflammation se calme, les indurations dépendant de la péritonite partielle s'effacent peu à peu, et reste alors la tumeur kystique avec tous les caractères qui lui sont propres.

Certains carcinomes du bassin, ayant pour point de départ soit les vertèbres, soit l'os iliaque, sont remarquables par le volume et l'extension qu'ils peuvent présenter. Développés primitivement dans le grand bassin, on les voit envahir l'excavation, et venir former dans les culs-de-sac du vagin une tuméfaction plus ou moins analogue à celle du phlegmon du ligament large. Nous avons été témoin d'un cas semblable, très-intéressant, dont nous rapportons plus loin l'observation (obs. VIII). Dans un des culs-de-sac latéraux il existait une plaque solide, très-dure, régulière, sans inégalités, envoyant entre l'utérus et le bas-fond de la vessie un prolongement de la grosseur du petit doigt, séparé du col comme la plaque elle-même par un sillon très-marqué. Sur la limite externe du cul-de-sac latéral, cette tuméfaction se prolongeait en bas sur une longueur de 4 centimètres environ, en doublant la paroi externe correspondante du vagin. Nous avions donc au toucher absolument les signes qui appartiennent au phlegmon du ligament large; et comme la malade rendit pendant plusieurs jours un liquide purulent avec les selles, on aurait pu supposer que le tissu cellulaire du ligament large s'était enflammé et abcédé au voisinage de la tumeur organique. Mais, parce qu'on avait affaire à un cancer à forme serpigineuse, à marche rapide, et que l'influence puerpérale ne pouvait ici être mise en cause, on diagnostiqua une infiltration cancéreuse dans le tissu cellulaire du ligament large et celui qui tapisse les parois du vagin. L'autopsie confirma pleinement cette manière de voir : on reconnut que la tuméfaction qui doublait le fond du cul-de-sac latéral et la paroi externe du vagin était constituée par des éléments cancéreux, et avait exactement le siége qu'on lui supposait. Il est donc possible, même dans de pareilles circonstances, de ne pas confondre avec un phlegmon du ligament large une tumeur organique. Cette observation en outre nous offre un intérêt tout particulier, en ce qu'elle confirme les caractères que nous avons attribués à la tumeur vaginale du phlegmon des ligaments larges. En effet, c'est une infiltration cancéreuse dans un cas, plastique dans l'autre, mais qui occupe les mêmes tissus. Du moment où le siége de cette infiltration est le même, les signes qui en résultent pour le toucher vaginal étant reconnus vrais dans un cas, doivent l'être aussi pour l'autre.

La tumeur que produit dans le cul-de-sac postérieur l'hématocèle ne pourra pas être attribuée à un phlegmon du ligament large. Non-seulement sa situation et sa configuration, mais aussi les circonstances où elle se développe sont bien différentes. Tandis que le phlegmon survient après les couches et fait saillie dans le cul-de-sac latéral du vagin, l'hématocèle se montre généralement en dehors de l'état puerpéral, et a pour siége le cul-de-sac postérieur. Cependant, à propos d'une métrorrhagie tenant à une fausse couche, du sang peut s'épancher dans le péritoine, et venir, ce qui est infiniment rare, former tumeur dans les culs-de-sac latéral et antérieur. Dans ces conditions tout à fait exceptionnelles, peut-être pourrait-on confondre cette hématocèle avec un phlegmon du ligament large. Toutefois on évitera sûrement l'erreur en suivant l'évolution si caractéristique de la collection sanguine. Outre les signes plus ou moins marqués d'une hémorrhagie interne, on trouvera au début une tumeur assez volumineuse, bombée, globuleuse, tendue et fluctuante. Bientôt les parties fluides se résorbant, la tuméfaction offrira une consistance inégale, partie liquide, partie solide, et il en résultera sous le doigt une sensation toute spéciale que rien ne saurait imiter.

Enfin des abcès ossifluents, des abcès par congestion, liés à une affection osseuse soit du bassin, soit du rachis, peuvent venir se manifester aux endroits où le liquide purulent du ligament large a l'habitude de se créer une issue à l'extérieur. Mais dans ces cas le point de départ, la marche, la succession des accidents, les symptômes généraux et locaux, tout est si différent que la confusion nous semble réellement impossible.

CHAPITRE V.

PRONOSTIC.

Envisagé d'une manière générale, le pronostic du phlegmon des ligaments larges n'offre pas une grande gravité. La guérison est la terminaison la plus fréquente, la mort au contraire est rare, et le plus souvent doit être attribuée à des complications, à des accidents insolites, et non pas à la marche naturelle de l'affection. On a remarqué que les manifestations puerpérales sont d'autant plus sérieuses, qu'elles se développent à une époque plus rapprochée de l'accouchement. Or, comme certains phlegmons du ligament large débutent dans le deuxième et même le troisième septénaire après les couches, cette condition entraîne déjà quelque garantie de bénignité. Dans les formes très-graves de fièvre puerpérale, le peu d'acuité des douleurs, la faiblesse de la réaction, ne sont pas d'un bon augure; elles indiquent que l'organisme est opprimé, ses forces de résistance anéanties. Il n'en est pas ainsi pour le phlegmon du ligament large; bénin par sa nature, il sera d'autant plus grave que les phénomènes inflammatoires qu'il suscitera atteindront un plus haut degré d'intensité.

Si l'inflammation du tissu cellulaire se termine par induration, le pronostic est constamment favorable; il n'existe pas un seul exemple d'une issue funeste dans ces conditions. Si, au contraire, il y a suppuration, la malade sera exposée à certains dangers en rapport avec l'abondance du liquide purulent, la difficulté de son écoulement, sa fétidité, la résorption putride qui peut s'ensuivre, l'existence de complications de voisinage, et enfin la débilité et l'épuisement de la constitution. Des fistules, des suppurations interminables sont trop souvent aussi la conséquence des abcès volumineux, surtout quand l'ouverture a été pratiquée trop tardivement. Si l'abcès s'est ouvert dans le rectum, la vessie ou l'utérus, ces organes peuvent s'enflammer et ces complications ajouter encore une nouvelle cause d'affaiblissement à celles qui existaient déjà. Le lieu où se fait l'ouverture du foyer a aussi quelque importance pronostique. Plus il sera déclive, plus l'écoulement du pus sera facile, et moins on aura à craindre des accidents de résorption putride et des fusées purulentes. A cet égard, l'ouverture dans le rectum et surtout dans le vagin est particulièrement favorable. Lorsque la malade parvient à résister à tous ces accidents, elle pourra encore succomber à une phthisie pulmonaire, dont les germes se seront développés sous toutes ces influences débilitantes. On conçoit assez pour que nous ne fassions que le signaler, l'extrême gravité d'accidents, tels que la pénétration du pus dans le péritoine, l'infection purulente, les phlébites, les embolies. Mais, que la suppuration au lieu de s'éterniser, de réduire la malade au marasme et à la fièvre hectique, se produise rapidement, sans complications sérieuses, avec une issue facile au dehors, elle amènera promptement la fonte de la tumeur phlegmoneuse, et abrégera d'autant la durée de l'affection. C'est ainsi du reste qu'elle procède le plus souvent. Par conséquent ce mode de terminaison, s'il offre ses périls, offre aussi ses avantages.

Des deux variétés de phlegmon du ligament large, quelle est la moins dangereuse? Il est incontestable que celle où l'inflammation se porte superficiellement dans l'épaisseur de la paroi abdominale antérieure, entraîne infiniment moins de périls que la variété où la phlegmasie envahit les tissus profonds de la fosse iliaque. Les raisons en sont faciles à concevoir : dans le premier cas, le phlegmon peut s'étendre sur une large surface, mais la suppuration se trouve portée tout naturellement vers l'extérieur, le mal est sous les yeux, on peut le surveiller sûrement, et saisir avec précision l'époque où il devient nécessaire de créer au pus une issue artificielle. Dans le second cas, la suppuration possède un champ plus vaste encore, mais surtout elle est profonde, voisine des grandes articulations, elle touche à des vaisseaux et des nerfs importants, et avant d'avoir gagné les tissus superficiels, elle échappe longtemps à toute intervention active.

Au point de vue des conséquences ultérieures à la guérison du phlegmon des ligaments larges, il est permis de porter un pronostic des plus favorables. En effet, contrairement à ce qui a lieu dans la pelvi-péritonite, la résolution des produits inflammatoires est complète, il ne survit aucun germe susceptible de réveiller plus tard de nouveaux accidents. Nous ne connaissons qu'une seule observation où une récidive semblerait devoir être rapportée aux reliquats laissés par une première atteinte d'abcès du ligament large; mais ce fait, qui est publié en note à la page 400 de l'ouvrage de M. Bernutz, est sans autopsie et discutable.

Ces différences considérables dans l'évolution et le pronostic du phlegmon des ligaments larges et de la pelvi-péritonite légitiment suffisamment la nécessité d'établir un diagnostic positif, bien qu'au premier abord celui-ci puisse paraître plus intéressant qu'utile. Nous maintenons que ce diagnostic différentiel est absolument indispensable pour prévoir la marche que suivra la maladie, et les dangers qu'elle fait courir pour l'avenir. Il l'est aussi, comme nous le verrons, pour diriger le médecin dans une voie de traitement rationnel et conforme au siége anatomique de l'affection qu'il est appelé à soigner. La distinction que nous avons cherché à établir n'est donc pas purement scientifique, mais essentiellement pratique.

CHAPITRE VI.

TRAITEMENT.

Le phlegmon du ligament large est loin de réclamer toujours le même traitement; les indications sont différentes suivant la période, le degré et l'étendue de l'inflammation, suivant les complications et les accidents qui peuvent survenir, et suivant la constitution des malades. Dans tel cas, borné à des remèdes palliatifs, le traitement sera presque exclusivement hygiénique; dans tel autre, il exigera des médications complexes; d'autres fois enfin, une intervention chirurgicale deviendra tout à fait indispensable.

A la première période du phlegmon, deux indications se présentent : modérer, arrêter, s'il se peut, les progrès de l'inflammation, et en même temps calmer l'excitation fébrile et les douleurs. Plus la fièvre et les souffrances seront vives, plus l'affection aura pris de développement, plus il faudra agir avec énergie. Cependant il importe de tenir grand compte de la constitution et de l'état des forces du sujet. En effet, dès le début du phlegmon, on doit prévoir ses conséquences probables et se ménager des ressources pour l'avenir. Aussi repoussons-nous entièrement, comme infiniment nuisible et digne d'ailleurs du discrédit où il est tombé, le traitement qui consiste à combattre les phlegmons pelviens par des émissions sanguines longtemps réitérées, des saignées coup sur coup, locales et générales. Autant est funeste cet abus des antiphlogistiques, autant leur usage modéré nous semble utile, à la condition de les appliquer à propos. Ce qu'il faut craindre surtout, c'est d'affaiblir les forces en pure perte; c'était là le résultat inévitable de la diète prolongée, des saignées générales et locales, dont on continuait l'emploi à une période subaiguë et de rémission. Au début, on peut user assez largement des antiphlogistiques; mais, pour qu'ils soient vraiment utiles, il faut rapidement, en un ou trois jours au plus, en tirer tout ce qu'on doit leur demander. Ainsi on mettra sur la fosse iliaque, au-dessus de l'arcade crurale, selon l'intensité des cas, de 10 à 25 sangsues, et, s'il est nécessaire, on répétera cette application le lendemain ou le jour suivant. Au delà de ce terme, il faut y renoncer et n'y revenir plus tard que s'il se produisait une nouvelle poussée inflammatoire. Nous remarquerons, à ce propos, qu'on ne trouve pas ici, comme dans la pelvi-péritonite, l'indication d'émissions sanguines locales sur le col de l'utérus aux époques menstruelles. Qu'il s'agisse d'une malade à constitution faible et délicate, on sera très-réservé sur les émissions sanguines, afin de lui conserver des forces pour lutter, s'il est besoin, contre une suppuration de longue durée, à laquelle plus d'une fois l'organisme succombe faute de résistance suffisante. Bien qu'il n'ait pas toujours des conséquences aussi graves, le traitement antiphlogistique exagéré produit une anémie profonde, souvent même la chlorose, et devient la source d'accidents dyspeptiques et nerveux de toutes sortes, qui éternisent la durée de la maladie et la convalescence. Jamais on ne trouve l'indication des saignées générales; les émissions locales au moyen de sangsues ou de ventouses scarifiées suffisent et sont bien plus avantageuses. Non-seulement elles désemplissent plus directement la partie du système circulatoire qui est le siége de la fluxion sanguine, mais elles agissent aussi, les dernières surtout, à titre de révulsifs contre les douleurs. Les sangsues, sans être préférables aux ventouses, sont le plus habituellement employées. Dès qu'elles seront tombées, on mettra sur le ventre un cataplasme de farine de lin pour faciliter l'écoulement du sang et calmer les douleurs produites sur la peau par les piqûres. Jusqu'à ce que la fièvre s'apaise, on prescrira tous les jours un grand bain tiède prolongé durant une à deux heures, un cataplasme émollient en permanence sur le ventre, la diète absolue ou seulement de légers bouillons. On joindra aux antiphlogistiques l'usage de certains altérants : ainsi on fera sur la fosse iliaque, une ou deux fois par jour, des onctions avec l'onguent napolitain. S'il survenait de la salivation, on la combattrait avec le chlorate de potasse. Toute la difficulté, on le conçoit, consiste à n'insister sur ces médications ni trop ni trop peu. Contre les douleurs et l'insomnie, on se servira soit des opiacés, soit des préparations de belladone. On aura soin de ne pas les associer, car il est démontré aujourd'hui que l'opium et la belladone étant antagonistes, leurs effets se détruisent mutuellement. Localement, on mêlera à la pommade mercurielle le quart ou le tiers soit d'extrait d'opium, soit d'extrait de belladone. A l'intérieur, on donnera ou l'extrait d'opium à la dose de 0 gr. 05 à 0 gr. 20, ou celui de belladone à la dose de 0 gr. 03 à 0 gr. 10. S'il existe de la constipation, on fera prendre des lavements émollients, huileux ou laxatifs, et, dans ces cas, on préférera les préparations belladonées à celles de l'opium.

Lorsque s'établira l'amendement qui suit les premiers accidents aigus, on permettra quelques aliments et on appliquera un large vésicatoire camphré sur la fosse iliaque pour obtenir, s'il est possible, la résolution. Il sera souvent indispensable, comme nous le verrons, d'y recourir plusieurs fois si de nouvelles douleurs se font sentir, et que la tumeur, au lieu de diminuer, soit stationnaire et reste à l'état d'induration. Dans ce mode de terminaison la résolution complète est fort longue à se produire, mais aucun accident aigu ne fournit d'indication particulière. Il faut savoir attendre et patienter, aider par une médication résolutive et souvent même des toniques le travail de résorption, et enfin s'astreindre au repos au lit qui est absolument de rigueur si l'on veut éviter la suppuration. La réaction inflammatoire ayant complétement cessé, tous les efforts du médecin doivent tendre à faire disparaître la tumeur indurée, presque indolente, que conserve la malade. A cette période les vésicatoires volants donnent de bons résultats, pourvu qu'on les emploie avec persévérance. Il est nécessaire de les renouveler de temps en temps, en les faisant alterner avec d'autres topiques résolutifs. Ainsi, lorsque après leur application l'épiderme se sera reformé, il est utile de pratiquer chaque jour sur la fosse iliaque des frictions avec la pommade iodo-iodurée ou celle à l'iodure de potassium. On pourra encore tirer quelque avantage des badigeonnages avec la teinture d'iode, des frictions irritantes avec l'huile de croton, des cataplasmes arrosés d'une cuillerée d'essence de térébenthine, enfin des divers emplâtres fondants, tels que l'emplâtre de Vigo, l'emplâtre résolutif du Codex. On peut en même temps donner l'iode à l'intérieur, par exemple un julep contenant soit 1 gramme d'iodure de potassium, soit 10 à 25 gouttes de teinture d'iode. La médication iodée demande à être surveillée, car si elle amène des troubles gastriques et de l'amaigrissement, on doit la supprimer.

Les alcalins rendent aussi des services, surtout dans les cas où les digestions se font difficilement. On prescrira alors des bains alcalins trois fois par semaine, et l'usage de l'eau de Vichy naturelle ou artificielle après les repas. Il sera préférable d'administrer les sulfureux aux personnes qui auraient présenté des manifestations rhumatismales, et surtout pour les constitutions scrofuleuses. Les eaux de Bonnes, ou l'eau d'Enghien, les bains de Baréges rempliront ces indications. Dans certains cas, l'huile de foie de morue trouvera aussi son application. Lorsque les malades, ce qui est fréquent, sont plus ou moins anémiques, il faut les tonifier à l'aide du vin de quinquina, de la macération de quinquina, et surtout des préparations ferrugineuses. Parmi celles-ci, le fer réduit, associé ou non à de la rhubarbe, et le sirop d'iodure de fer nous semblent préférables. Les bains froids, salés, les bains sulfureux et les bains aromatiques complètent ce mode de traitement.

On voit donc que, dans toutes ces médications, les bains interviennent à chaque instant et sont d'une grande ressource pour les malades. Leur utilité est évidente dans la période d'acuité, car les grands bains tièdes prolongés calment toujours les douleurs, diminuent l'inflammation et sont suivis d'un soulagement très appréciable. Lorsque les phénomènes inflammatoires sont tombés et que la tumeur reste indurée, presque indolente et longtemps stationnaire, l'action des bains médicamenteux, pour être moins sensible, n'en est pas moins incontestable. C'est à la condition toutefois de ne pas les prescrire indistinctement, de les approprier au contraire aux cas particuliers, et de les employer avec persévérance. Les bains simples ou médicamenteux font tous partie de cette méthode générale de traitement appelée *hydrothérapie*. Mais celle-ci, à l'aide de certains procédés, remplit des indications précises et spéciales. Les douches simples ou médicamenteuses ont en effet une action différente, suivant qu'on les emploie de telle ou telle façon. Les douches partielles, dirigées d'une faible hauteur sur le bas-ventre, et les bains de siége à eau courante agissent comme excitants résolutifs. Il en est de même des douches vaginales, auxquelles il ne faut recourir que si tout phénomène inflammatoire a complétement disparu. Si l'on tient au contraire à exercer une action tonique, reconstituante générale, c'est à la douche en jet, à la douche en pluie, aux enveloppements dans le drap mouillé, ou au maillot humide que l'on doit s'adresser. Ces procédés, outre leurs effets toniques, ont aussi l'avantage de calmer, par la perturbation qu'ils produisent, les phénomènes nerveux liés à de l'anémie ou de l'hystérie. Ainsi les bains et les douches sont des auxiliaires puissants des différentes médications que l'on peut employer aux diverses périodes du phlegmon des ligaments larges. Nous remarquerons l'utilité dans les mêmes circonstances des différentes espèces d'eaux minérales, ferrugineuses, alcalines et sulfureuses.

Quant au régime, on doit le conformer aux indications fournies par la période à laquelle en est parvenu le phlegmon. Si dans les premiers temps la diète est de rigueur, si l'on ne doit permettre qu'une nourriture légère et peu abondante tant que la réaction fébrile persiste, il n'en est plus ainsi lorsque les phénomènes inflammatoires du début se seront apaisés. Il importe alors de nourrir les malades, de les soutenir par une alimentation fortifiante, de favoriser la résolution par un régime tonique et légèrement excitant. Des viandes saignantes, des vins généreux en formeront la base. Nous verrons combien ce régime est plus important encore dans les phlegmons suppurés.

Lorsque l'appétit est languissant, on a pour le réveiller des tisanes amères, de la macération de quassia amara, de la poudre de rhubarbe, du vin de quinquina, de l'eau de Seltz aux repas, un élixir apéritif. Si les digestions se font mal, on les facilitera avec de l'eau de Vichy, des préparations de pepsine. Quand il existe des vomissements, il faut chercher quelle peut en être la cause; s'ils semblent tenir à quelque vice dans la sécrétion ou les qualités du suc gastrique, on essaiera de les modifier. Ainsi, pour exciter cette sécrétion, on donnera des aliments épicés et plus ou moins irritants, de l'eau de Seltz, de la rhubarbe à l'heure des repas, et on suppléera à ce défaut de sécrétion par des préparations de pepsine. Si la production des gaz de l'estomac est exagérée, on donnera de la magnésie calcinée, du charbon de Belloc, de la poudre d'yeux d'écrevisse. Si le suc gastrique n'est pas assez riche en principes alcalins, on fera prendre le bicarbonate de soude, l'eau de Vichy. Mais, que les vomissements aient pour cause un trouble dynamique, que l'estomac se contracte trop facilement, on prescrira au commencement du repas l'opium ou la belladone en pilules. Qu'il faille au contraire stimuler ses contractions, on choisira la poudre de noix vomique ou la strychnine. Enfin des boissons froides, de la glace à l'intérieur, des douches froides générales ou dirigées seulement sur le creux épigastrique, ont aussi leur part d'utilité. Nous avons insisté sur le traitement des troubles digestifs qui peuvent se présenter à cette période du phlegmon, parce que nous sommes convaincu de l'influence considérable qu'exerce l'intégrité des fonctions digestives sur l'heureuse issue de la maladie.

Lorsqu'au lieu de se terminer par induration le phlegmon vient à suppurer, on en est averti par un cortége de symptômes qui sont eux-mêmes susceptibles d'un traitement palliatif. Ainsi, le sulfate de quinine, bien qu'impuissant pour supprimer les frissons et les accès de fièvre intermittente, jouit pourtant d'une certaine influence pour les modérer. La diarrhée, si elle survient, sera combattue par les lavements opiacés ; l'anorexie, les vomissements par les divers moyens que nous avons indiqués plus haut. Mais on ne peut espérer de leur emploi une action aussi efficace que dans les conditions précédentes. Ici, en effet, tous ces accidents dépendent uniquement du travail de suppuration, aussi résisteront-ils le plus souvent aux traitements jusqu'à ce que le pus ait trouvé une issue au dehors. La fièvre reparaît, les douleurs se réveillent, et parfois les malades sont tourmentées par une cruelle insomnie ; l'indication est alors formelle, il faut leur procurer à tout prix le repos dont elles sont privées. L'opium jouit ici d'une grande efficacité, on le prescrira soit en lavements, soit en pilules de 0 gr. 01 d'extrait données jusqu'à effet sédatif suffisant. Il ne faut pas craindre ici d'en élever la dose ; on a pu maintes fois, dans ces conditions, la porter jusqu'à 0 gr. 50 et 0 gr. 60 dans les vingt-quatre heures sans déterminer aucun accident. La tolérance des malades pour les médicaments est proportionnelle à l'intensité de l'état morbide. L'opium, administré par la bouche, surtout à haute dose, a l'inconvénient d'augmenter les troubles gastriques provoqués déjà par le travail de suppuration ; aussi est-il souvent préférable de le faire absorber par la méthode sous-cutanée. Les injections hypodermiques, avec la solution au trentième de chlohydrate de morphine, seront faites à l'endroit du ventre où retentissent le plus vivement les douleurs. Par ce moyen, leur action sédative sera tout à la fois et locale et générale. On injectera d'abord 10 à 20 gouttes de solution par jour, et on augmentera suivant la tolérance de la malade et l'effet thérapeutique produit. Des cataplasmes laudanisés sur le ventre, des bains tièdes prolongés, peuvent contribuer aussi à calmer les souffrances. A cette période, les vésicatoires volants offrent peut-être encore certains avantages, soit contre la douleur, soit dans un dernier espoir de résolution. Quant au régime, il doit être subordonné aux forces du sujet, à l'intensité de la fièvre ; mais, quoi qu'il en soit, on doit toujours continuer à nourrir les malades, et la diète est absolument proscrite.

Il vient un moment où il n'est plus permis de conserver le moindre doute sur l'existence d'une collection purulente ; quelle est alors la conduite à tenir ? Faut-il, comme le veulent quelques médecins, abandonner tout à la nature, et attendre patiemment l'ouverture spontanée de l'abcès ? Faut-il au contraire intervenir immédiatement, et ouvrir au pus une issue artificielle ? Ces deux manières de procéder ont chacune leurs partisans ; mais, formulées en ces termes, elles nous semblent beaucoup trop exclusives et systématiques. Il ne faut point de parti pris, la conduite du médecin doit varier selon les cas et se conformer toujours aux conditions particulières qui se présentent. S'il est question d'une vaste suppuration, accompagnée de symptômes généraux graves, si, en un mot, l'existence de la malade est impérieusement menacée, il faut agir immédiatement, pourvu qu'il soit possible de le faire sans compromettre la vie plus qu'elle ne l'est déjà. Si, au contraire, le cas est simple, modéré, s'il n'existe pour l'instant du moins aucun danger sérieux, l'intervention chirurgicale immédiate nous paraît inadmissible, et l'on doit différer l'opération jusqu'à ce que le pus soit superficiel. Entre ces cas extrêmes, il y en a beaucoup d'autres où les indications sont moins nettes, et l'hésitation bien permise. On se trouve souvent en effet entre deux alternatives : courir tous les dangers que peut entraîner l'ouverture d'une collection profonde voisine du péritoine, ou compromettre la vie par une trop longue expectation. Sans doute, il est impossible dans ces conditions de tracer une règle de conduite invariable; néanmoins, nous serions plutôt partisan d'une intervention chirurgicale. Généralement on diffère beaucoup trop l'incision de ces abcès, on leur laisse ainsi le temps de s'agrandir, de produire au loin des fusées purulentes, toutes les forces se consument, et ensuite, lorsque le foyer devenu superficiel a été enfin ouvert, les malades trop affaiblies et sans résistance ne recouvrent plus l'appétit, ne digèrent plus, et sont incapables de fournir aux frais d'une longue suppuration. La mort a été alors la conséquence d'une tardive intervention. Nous croyons du reste qu'on a beaucoup exagéré les chances de l'ouverture du péritoine dans ces conditions. La séreuse, comme nous chercherons à le démontrer, ne peut guère être intéressée quand on incise ces sortes d'abcès. Ainsi, d'une manière générale, il faut ouvrir promptement les abcès des ligaments larges; c'est l'opinion que nous avons entendu émettre bien des fois par M. Bernutz, et nous la partageons complétement.

Si le foyer purulent tendait à s'ouvrir dans le vagin ou le rectum, et si, ce qui est fort difficile, on avait acquis la certitude de la fluctuation, on devrait pratiquer de ce côté une issue artificielle. On emploiera pour cela soit un trocart droit ou courbe, soit un bistouri droit, soit tout autre instrument approprié, en ayant soin d'inciser parallèlement aux artères que l'on peut sentir battre sous le doigt. Mais le plus souvent, la suppuration se porte de préférence vers la peau de la paroi abdominale; c'est là que le chirurgien a donc en général l'occasion d'ouvrir les abcès des ligaments larges. Pour cette opération, deux méthodes sont en honneur : l'ouverture par le bistouri et celle par la pâte de Vienne ou la potasse. 1° La méthode des caustiques, fondée sur la crainte d'un épanchement de pus dans le péritoine, a pour but de produire des adhérences entre la tumeur et le péritoine pariétal avant qu'on ne donne issue au liquide purulent. A ce propos, nous avons été surpris de voir tous les auteurs attribuer à Récamier la découverte de l'ouverture par la potasse des collections liquides renfermées dans l'abdomen. Cette assertion est erronée; ce n'est point Récamier, mais bien Martin le Jeune, de Lyon, qui le premier, en 1802, se servit des caustiques pour ouvrir un abcès du bassin. Dans ses Mémoires de médecine et de chirurgie pratique, publiés en 1835, Martin, de Lyon, décrit tout au long la manière d'employer la potasse caustique. Parmi plusieurs observations à l'appui du procédé qu'il préconise, il cite (9e obs. de son mémoire sur les dépôts des annexes de la matrice à la suite des couches) celle de la duchesse de Cumberland, qui vint le consulter à Lyon, le 3 octobre 1802, pour un abcès du bassin qu'il ouvrit par sa nouvelle méthode. Cette dernière était donc connue bien avant Récamier. 2º L'autre méthode, dans laquelle on n'emploie que l'instrument tranchant, consiste soit à inciser les tissus couche par couche, soit à plonger un bistouri étroit perpendiculairement dans l'abcès.

C'est à cette dernière que nous donnons la préférence. L'usage des caustiques pour ouvrir les phlegmons suppurés des ligaments larges nous semble complétement inutile et irrationnel. Ce moyen, en effet, infiniment plus douloureux, plus long, laissant une cicatrice beaucoup plus étendue que l'incision avec le bistouri, n'a de raison d'être que si l'on doit redouter d'intéresser le péritoine dans l'opération. Or, le phlegmon du ligament large, en s'étendant à la couche profonde de la paroi abdominale, décolle et repousse peu à peu vers la cavité du bassin le péritoine pariétal qui tapisse la branche horizontale des pubis, puis la face postérieure de la paroi du ventre. La même remarque s'applique au phlegmon qui, gagnant la fosse iliaque interne, envahit de proche en proche le tissu cellulaire de la même paroi antérieure. Toute la masse phlegmoneuse est donc comprise entre les téguments et la séreuse pariétale; et, par conséquent, la cavité du péritoine se trouve alors séparée de la peau par toute l'épaisseur de la collection purulente. Les conditions sont donc ramenées à celles d'un abcès développé dans la paroi abdominale elle-même. Alors la nécessité de provoquer des adhérences entre la tumeur et le péritoine pariétal est illusoire; le danger n'existant pas, la méthode des caustiques ne trouve plus son application.

L'incision sur la paroi abdominale sera faite parallèlement au pli de l'aine plutôt que dans le sens vertical. On prendra soin d'éviter l'artère sous-cutanée abdominale et l'épigastrique; et, en opérant ainsi, on a l'avantage d'avoir une cicatrice beaucoup moins apparente, qui se cachera dans les plis de la région inguinale. L'incision ayant été pratiquée, le liquide purulent sort de lui-même ; on doit se garder alors de faciliter l'écoulement par des pressions sur la tumeur, l'introduction de stylets ou sondes, manœuvres qui n'ont aucune utilité et peuvent entraîner des dangers sérieux. Un bain tiède pris aussitôt après l'opération calmera les douleurs et l'éréthisme nerveux ; on le répétera, s'il le faut, les jours suivants. On veillera à ce que la malade prenne dans son lit une position telle que l'ouverture de l'abcès soit déclive et l'écoulement du pus facile. Un cataplasme de farine de lin les premiers jours et ensuite un linge cératé recouvert de charpie seront les seuls topiques à employer. Si l'ouverture tendait à se fermer sans que la suppuration fût tarie, on devrait, pour éviter de nouveaux accidents et une nouvelle opération, introduire de temps en temps par l'incision soit une sonde cannelée, soit une sonde de gomme élastique, et, au besoin, on y maintiendrait une mèche d'un petit volume enduite de cérat. A mesure que l'écoulement diminue, les lèvres de la plaie se rapprochent et tendent à se réunir ; on favorisera ce rapprochement en faisant tenir la cuisse légèrement fléchie sur le bassin, à moins qu'il n'y ait tendance à l'enroulement des lèvres de la plaie de dehors en dedans. Immédiatement après l'opération, loin de soumettre les malades à la diète, on doit les nourrir et les soutenir par du vin de Bordeaux, des toniques et un régime fortifiant. On choisira parmi les aliments ceux qui sont le plus rapidement reconstituants ; à cet égard les viandes rôties, saignantes, et le gibier surtout doivent être préférés. C'est ici qu'il importe spécialement d'exciter l'appétit et de ménager les fonctions digestives ; on aura donc recours à tous les moyens sur lesquels nous avons déjà insisté. Dans les cas favorables d'ailleurs, le rôle du médecin à cet égard se borne à peu de chose, car, en général, après l'ouverture de l'abcès, l'appétit renaît rapidement et les digestions se rétablissent. Dans les cas graves, au contraire, celles-ci sont profondément troublées et exigent des soins nombreux. Lorsque la suppuration persiste longtemps sans que l'on puisse accuser la difficulté de l'écoulement ou quelque complication, il est indiqué de stimuler l'organisme par des toniques excitants. C'est aussi le cas de s'adresser aux modificateurs de la constitution, en prescrivant le quinquina, le fer, les sulfureux à l'intérieur, diverses eaux minérales, ainsi que des bains aromatiques ou sulfureux.

L'écoulement du pus a lieu parfois difficilement à cause d'une ouverture insuffisante; on doit dans ce cas agrandir l'incision et même, s'il le faut, pratiquer une contre-ouverture. Si le liquide est mêlé à des gaz et devient fétide, si surtout se montrent des signes d'infection putride, il faut chercher à modifier la nature de la sécrétion purulente. On fera dans le foyer des injections soit avec de l'eau tiède, soit avec une solution désinfectante qui contiendra l'un des médicaments suivants : teinture d'iode, teinture d'arnica, acide phénique, liqueur de Labarraque, eau chlorurée, hyposulfite de soude. On aura soin de pousser l'injection très-lentement et avec de grandes précautions, dans la crainte d'une perforation et de la pénétration du pus dans le péritoine (obs. XII).

Pour s'opposer à la stagnation du pus, on laissera à demeure dans l'abcès, soit une sonde de gomme élastique, soit, mieux encore, un tube à drainage. Enfin, si malgré tous ces moyens le pus conservait de la fétidité et si l'état général devenait alarmant, on devrait songer à pratiquer une contre-ouverture dans le vagin. Celle-ci serait faite soit de dehors en dedans avec un bistouri ou un trocart, soit plutôt de dedans en dehors au moyen d'un trocart courbe. Dans ce dernier procédé, on introduira préalablement un trocart mousse par l'incision de la paroi abdominale, et, en se tenant autant que possible près de la face postérieure des pubis, on ira faire saillir son extrémité sur le doigt appuyé contre le fond du cul-de-sac latéral du vagin. On lui substituera un trocart courbe à pointe, et on le fera ressortir dans le cul-de-sac vaginal en ayant soin d'éviter la vessie; puis en le retirant on passera à sa place un tube à drainage, dont une des extrémités sera ainsi dans le vagin et l'autre sur la paroi du ventre. Dans ces conditions le pus a un libre cours soit par en haut, soit par en bas, et les injections détersives et désinfectantes peuvent être continuées. On voit alors disparaître tous les signes de putridité, et les malades guérissent si, avant cette opération, leurs forces n'ont pas été trop épuisées. Il va sans dire que la médication tonique et reconstituante est dans ces cas, par-dessus tous, impérieusement indiquée.

Des accidents semblables peuvent survenir lorsque l'ouverture, au lieu d'être sur la paroi abdominale, existe dans le vagin ou un des organes du petit bassin. Si l'orifice est dans le vagin, et qu'on ait vainement utilisé l'agrandissement de l'incision, l'introduction d'une sonde à demeure, les injections détersives et antiseptiques, on doit songer à une contre-ouverture sur la paroi abdominale. Si l'existence de la malade est sérieusement compromise, on introduira donc par l'incision du vagin un trocart mousse, et on le poussera de bas en haut jusqu'à ce que son extrémité vienne soulever les téguments en un point situé au-dessus de l'arcade crurale. Alors on le remplacera par un trocart à pointe, avec lequel on pratiquera une contre-ouverture de dedans en dehors sur la peau du ventre; et enfin on placera à demeure un tube à drainage qui traversera toute l'épaisseur du foyer. Il sera souvent plus simple et plus avantageux, surtout pour les cas où l'ouverture dans le vagin est étroite et difficile à trouver, de plonger le trocart courbe de haut en bas à travers la paroi abdominale et de faire sortir sa pointe dans le cul-de-sac latéral du vagin.

Lorsque l'abcès s'est ouvert dans le rectum, celui-ci peut s'enflammer au contact du liquide purulent, et alors on doit traiter l'entérite à l'aide de lavements émollients, laudanisés ou astringents, répétés plusieurs fois par jour. Si l'ouverture trop élevée ne laisse pas le pus s'écouler librement, et que des symptômes graves se produisent, on cherchera s'il n'est pas possible de pratiquer une autre ouverture, soit plus bas dans le rectum, soit dans le vagin, soit même sur la paroi abdominale. Si la communication du foyer s'est faite avec la vessie, il peut survenir une cystite purulente; on la combattra par des boissons mucilagineuses, par des bains tièdes prolongés et des injections vésicales émollientes et calmantes. Si l'abcès s'est ouvert dans l'utérus, des injections utérines détersives peuvent aussi être nécessaires. Enfin, qu'il se soit ouvert dans l'utérus ou dans le vagin, ce dernier organe peut s'enflammer à la suite du contact prolongé avec le liquide purulent, il se produit une desquamation épithéliale et la muqueuse devient rouge et très-douloureuse. On doit alors prescrire des bains tièdes et de fréquentes injections vaginales, émollientes et calmantes.

A côté de ces complications plus ou moins communes du

phlegmon suppuré des ligaments larges, il en existe d'autres infiniment plus rares et pour ainsi dire exceptionnelles. Ce sont : l'infection purulente, l'épanchement du pus dans le péritoine, la péritonite suraiguë, les phlébites. Contre l'infection purulente, la thérapeutique est à peu près impuissante; on prescrira l'alcoolature d'aconit, le sulfate de quinine et les toniques sous toutes les formes. Si le pus de l'abcès s'épanche dans le péritoine, on en sera averti par le développement d'une péritonite suraiguë. L'immobilité la plus absolue, des onctions mercurielles sur tout le ventre, de très-légers cataplasmes laudanisés, des pilules d'extrait d'opium de 0 gr. 01 toutes les heures jusqu'à commencement de narcotisme, de la glace par fragments au lieu de tisane, et plus tard un large vésicatoire camphré couvrant tout le ventre, tel est le traitement que l'on devrait instituer pour lutter contre cette fâcheuse complication. Les émissions sanguines ne trouvent guère ici leur application, parce que la pénétration du pus dans le péritoine se fait le plus souvent à une époque où l'organisme est déjà très-notablement débilité. Contre les accidents d'embolie, de phlébite purulente, le médecin est tout aussi désarmé que contre la pyoémie. Quant à la phlébite partielle, à la phlegmatia alba dolens, qui surviennent surtout lorsque l'inflammation du ligament large a envahi la fosse iliaque interne, on leur opposera les onctions mercurielles belladonées, les cataplasmes émollients et la position élevée du membre inférieur.

Quand la suppuration est tarie, l'ouverture du foyer cicatrisée, et qu'on a triomphé des divers accidents qui ont pu se présenter, le phlegmon est guéri pour toujours. Cependant il peut rester certaine déformation, qui réclame un traitement chirurgical. Ainsi on a vu, à la suite d'abcès des ligaments larges qui avaient fusé profondément, la cuisse rester fléchie et rétractée sur le bassin. Dans un cas semblable, où la guérison laisserait après elle une infirmité, on doit, au moyen de gouttières ou d'autres appareils appropriés, par des efforts ménagés et progressifs, habituer la cuisse à des mouvements d'extension jusqu'à ce qu'on l'ait redressée complétement.

CHAPITRE VII.

Observations.

OBSERVATION Ire.

Phlegmon du ligament large droit, consécutif à un premier accouchement. — Début des accidents le cinquième jour après les couches. — Suppuration à marche lente. — Deux incisions sur la paroi abdominale, faites à un intervalle de onze jours. — Un mois après que la résolution est enrayée, guérison parfaite, cinq mois après le début de l'affection. — Retour des règles sans accidents.

B... (Céline), âgée de 22 ans, ouvrière en soie, est entrée le 24 janvier 1866 à l'hôpital de la Pitié, salle Saint-Charles, nº 10 (service de M. Bernutz).

Tempérament lymphatique, constitution délicate, assez bonne santé habituellement. Réglée à 12 ans pour la première fois; menstruation régulière depuis cette époque. Mariée à 20 ans; première grossesse deux ans plus tard; elle accoucha d'un enfant à terme le 7 janvier 1866 à l'hôpital Lariboisière. Présentation du sommet; le travail assez facile, sans accidents; délivrance régulière suivie d'une perte de sang pendant quatre jours; consécutivement, symptômes d'anémie assez marqués. Sauf cette hémorrhagie, d'ailleurs assez modérée, tout se passa parfaitement jusqu'au cinquième jour après les couches.

Au commencement du cinquième jour, elle ressentit des douleurs assez vives dans le bas-ventre du côté droit, limitées seulement à cette région et exaspérées par les mouvements et la pression de la main. A la même date se produisit un violent frisson, avec claquements de dents, suivi de chaleur et de sueurs copieuses. Fièvre assez vive, fréquence du pouls, chaleur de la peau. Les jours suivants, quelques petits frissons erratiques. Cinq jours après le début de ces accidents, la fièvre cède et les douleurs se calment notablement, sans disparaître pour cela. Pas de nausées, de vomissements, de diarrhée ni de ballonnement du ventre. Au dixième jour après son accouchement, elle voulut se lever, mais elle fut obligée de se coucher, à cause des souffrances qu'elle éprouva. Le 19 janvier, malgré l'avis contraire du médecin, elle quitta l'hôpital, où, pour traitement, on lui avait prescrit : la diète, le repos au lit et des cataplasmes laudanisés sur le bas-ventre. Comme ses douleurs, accrues par la marche, persistaient assez intenses, et qu'elle ne pouvait vaquer aux soins de son ménage, elle se décida à entrer à l'hôpital de la Pitié le 24 janvier.

A son entrée, les douleurs étaient modérées, mais assez marquées cependant pour l'obliger à garder le lit; elles avaient pour siége la partie inférieure de la fosse iliaque droite et s'irradiaient dans la région lombaire et le haut de la cuisse du côté droit. Décubitus dorsal; mouvements et pressions exaspérant les douleurs; pas de troubles digestifs; peu de sommeil, sueurs la nuit, symptômes d'anémie, souffle continu avec redoublements dans les vaisseaux du cou; décoloration générale des téguments; facies très-pâle, d'un blanc mat.

Examen du ventre par le palper abdominal, le 24 janvier. Pas de gonflement du ventre; aucune saillie très-apparente ni d'un côté ni de l'autre; le côté droit de l'hypogastre semble cependant un peu plus bombé. Les parois abdominales sont partout souples, dépressibles, excepté dans la fosse iliaque droite. Cette région est occupée par une tumeur considérable, très-dure, régulière à sa surface, très-superficielle, surtout dans la partie qui surmonte l'arcade fémorale. On apprécie très-facilement que cette induration est située dans la couche profonde de la paroi abdominale; le peu d'épaisseur du tissu adipeux, la souplesse des parties voisines, le peu de sensibilité de la tumeur rendent l'examen très-simple et ne laissent à cet égard pas le moindre doute. Sur cette espèce de plastron étalé en avant du paquet intestinal, on fait glisser sans peine les téguments, et le doigt tombe aussitôt sur l'induration, sans exercer la moindre pression. Quand on suit la tumeur en bas vers le ligament de Fallope, on sent qu'elle se recourbe et descend dans la profondeur du petit bassin, en s'appliquant exactement contre la face postérieure de la symphyse et de la branche horizontale du pubis du côté droit. On ne peut glisser le bout du doigt entre la paroi osseuse et la tumeur. Si l'on suit cette dernière de bas en haut en partant de l'arcade crurale, on sent qu'elle est de moins en moins superficielle à mesure qu'on se rapproche de sa limite supérieure. Arrivée au niveau de ce bord supérieur, la main, grâce à la souplesse des parois situées au-dessus, le contourne, s'engage derrière lui, et sent profondément la masse de la tumeur qui s'enfonce dans l'excavation. En bas, l'indutration phlegmoneuse de la paroi abdominale descend jusqu'au ligament de Fallope; en haut, elle remonte jusqu'à une ligne transversale tirée à un travers de doigt au-dessous du niveau de l'ombilic. A droite, on suit son bord supérieur jusqu'au-dessous et en dedans de l'épine iliaque antérieure et supérieure, vers laquelle la tumeur se perd profondément. A gauche, derrière la ligne blanche, la tumeur est plus profonde et offre sous la main comme un bord mousse assez épais, dirigé de haut en bas et donnant assez bien la sensation du bord de l'utérus. Par la percussion, matité absolue dans la moitié inférieure de la tumeur, et dans l'autre parti e sonorité d'autant plus conservée qu'on se rapproche de la limite supérieure de la tumeur.

Examen par le toucher vaginal. Les parois du vagin sont souples, un peu chaudes. Le col utérin, un peu plus élevé qu'à l'état normal, est dévié à gauche ; son orifice regarde en bas et à gauche. Rien de particulier dans la configuration du col ; son volume ne semble pas considérable. Le cul-de-sac gauche est un peu moins large que le droit. Souplesse parfaite dans les culs-de-sac antérieur, postérieur et gauche. Le cul-de-sac droit a sa profondeur habituelle, mais on sent tout au fond, assez haut, une tumeur qui le double sans l'abaisser. Celle-ci a les caractères suivants : sa partie interne forme un bourrelet concave qui embrasse le bord droit du col, dont il est séparé par un sillon plus large en arrière qu'en avant. Dans sa partie externe, la tumeur est moins dure et moins complétement formée, et offre seulement un empâtement assez résistant. Si l'on combine le palper abdominal au toucher vaginal, le doigt, en soulevant le museau de tanche de bas en haut, transmet directement le mouvement à la main qui est placée au-dessus de la symphyse, sur la partie gauche de la tumeur ; cette partie semble donc constituée par le corps de l'utérus lui-même. Le doigt placé sur la tumeur vaginale, tandis qu'il communique des mouvements directs au reste de la tumeur adominale, ne transmet que des mouvements très-médiats à la partie qui est formée par l'utérus. L'ensemble de la tumeur jouit, du reste, d'une mobilité des plus restreintes.

5 février. Douleurs plus vives.

Le 9. Elles augmentent encore. Bains amidonés, cataplasmes laudanisés sur le ventre, onctions mercurielles, repos au lit absolu. Amendement les jours suivants.

Le 14. Toujours quelques douleurs, pas de fièvre, pas de frissons.

Le 15. Les souffrances sont modérées ; on touche la malade, et l'on constate que d'avant en arrière la tumeur vaginale s'est élargie ; elle est fort dure, et sans traces de fluctuation (Six sangsues sur la fosse iliaque droite.)

Les jours suivants, quelques frissons erratiques dans la journée, sueurs la nuit, exacerbation des douleurs le soir et la nuit. Perte de l'appétit, dégoût pour les aliments (Tisane de quassia amara.) Ces accidents se continuent tout le reste du mois de février avec opiniâtreté. Changement de caractère de la malade qui devient triste, impressionnable et de mauvaise humeur. Aucune trace de pus dans les urines, les gardê-robes, ou du côté du vagin. Nulle part de la fluctuation.

Le 3 mars. Par le palper et le toucher combinés, on reconnaît que a tumeur s'est notablement épaissie. La tumeur vaginale s'accentue et durcit davantage. Le col est toujours assez haut et dévié à gauche. (Sulfate de quinine. Onctions belladonées. Cataplasmes émollients.)

Le 7. Vésicatoire sur la fosse iliaque droite.

Depuis cette époque, frissons et fièvre le soir, douleurs intenses à la même heure. La malade pâlit et maigrit visiblement. Quelques selles diarrhéiques. La tumeur devient assez douloureuse par le palper ; elle l'est moins par le toucher vaginal que par la palpation.

Le 17. La tumeur est plus saillante du côté de la paroi antérieure du ventre ; elle est toujours dure, sans point fluctuant. Par le toucher vaginal, on constate : le cul-de-sac droit est moins profond, un peu refoulé en bas par la tumeur qui se moule sur lui. Celle-ci a la forme d'une plaque, très-dure, uniformément résistante ; dont la surface est aplatie, régulière, sans bosselures. Cette plaque, qui double tout le fond du cul-de-sac droit, se recourbe pour se prolonger autour des parois du vagin sur une hauteur de 2 centimètres. Cette plaque indurée arrive en avant jusqu'à l'arcade pubienne ; son côté interne n'est séparé du bord droit du col que par une rainure très-étroite. La tumeur envoie un prolongement arrondi, de la grosseur du petit doigt, en avant du col utérin, qui en est séparé par un sillon très-marqué. Ce prolongement, qui n'existait certainement pas le 3 mars, s'effile à son extrémité libre qui dépasse légèrement le bord gauche du col. L'utérus qui jusque-là avait conservé tous ses mouvements en avant et en arrière, n'est plus aussi mobile dans ce sens.

Les jours suivants, toujours des frissons, de la fièvre, des sueurs le soir et la nuit. L'altération des traits, la pâleur du visage, l'amaigrissement s'accusent davantage. Surviennent des vomissements, qu'on a beaucoup de peine à modérer.

Le 21. On ne constate encore aucune trace de fluctuation. Par le toucher rectal, qui est fort douloureux, on sent en avant et à droite une grosse tumeur résistante, qui remplit uue grande partie de l'excavation ; en appuyant en même temps sur la paroi du ventre, on transmet les mouvements au doigt rectal, et on apprécie le volume considérable de la masse phegmoneuse.

Dans les derniers jours de mars, il se produit au niveau de la partie moyenne de l'arcade crurale, une saillie limitée, sans changement de couleur à la peau. Cette saillie est en partie formée par des ganglions engorgés et douloureux. A cause de cet engorgement douloureux la malade fléchit légèrement la cuisse sur le bassin. Toujours nausées, vomissements ; exaspération vespérienne des douleurs, des frissons et de la fièvre.

Les premiers jours d'avril, la saillie circonscrite se ramollit, devient nettement fluctuante, la peau qui la recouvre rougit ; tout autour la tumeur reste dure. Partout ailleurs, soit par l'abdomen, soit par le vagin, on ne sent de fluctuation.

Le 5 avril. M. Gosselin fait sur la tumeur fluctuante une incision verticale de 3 centimètres. Il s'écoule près d'un verre de pus jaunâtre, bien lié, sans odeur (Bain tiède de une heure. Cataplasme émollient). Le même jour soulagement rapide ; le soir les douleurs ont presque complétement disparu ; le palper du ventre, le toucher vaginal qui étaient si douloureux, n'éveillent aucune souffrance. L'écoulement du pus se fait bien.

Le 6. La malade a bien dormi, elle ne souffre plus, et demande à manger. On prescrit le plus d'alimentation possible, des viandes rôties, du vin de Bordeaux. Plus de frissons ni de fièvre.

Le 7. Même état. L'écoulement du pus diminue de quantité.

Le 8. Le pus devient séreux.

Le 9. L'écoulement a cessé. La malade se trouve très-bien. Elle se plaint seulement d'une légère douleur à trois travers de doigt au-dessus de l'incision. L'appétit et les digestions sont excellents.

Le 10. Je pratique le toucher vaginal. Le col a une direction et une situation normales ; il est plutôt petit que gros. Le doigt appliqué sur le col, je palpe l'abdomen pour déterminer la position du corps de l'utérus. La pression faite au-dessus du pubis au niveau de la ligne blanche ne se transmet plus directement au col, mais bien à la tumeur vaginale. On ne trouve pas le fond de l'utérus ; il paraît évident que celui-ci est caché derrière le plastron induré de la paroi abdominale. En déplaçant le col, on voit que les mouvements de l'utérus en avant et en arrière sont conservés. Les culs-de-sac postérieur et latéral gauche sont libres et souples. Au lieu d'un prolongement gros comme le doigt, on ne trouve en avant du col qu'une légère induration, qui se continue à droite avec une plaque indurée doublant littéralement tout le fond du cul-de-sac droit. Cette plaque, de consistance ligneuse, régulière, sans bosselures, insensible, en dedans, est séparée du col par un sillon où l'on peut glisser l'extrémité de la pulpe du doigt. En avant elle s'avance jusqu'à l'arcade pubienne ; en arrière et en dehors elle se recourbe et descend autour du vagin sur une hauteur de 2 centimètres.

Pendant les jours qui suivent, la malade se plaint de plus en plus de souffrir un peu au-dessus de son incision. A 3 centimètres plus haut, il se forme une saillie circonscrite, qui devient fluctuante. Le soir et la nuit un peu de fièvre, des sueurs, des douleurs vives ; pas de frisson.

Le 16. M. Bernutz pratique au point fluctuant une petite incision ; il sort une petite quantité de pus phlegmoneux, non fétide. Soulagement immédiat.

Le 22. Il ne coule plus de pus par la dernière incision. Mais le surlendemain, il en sort une faible quantité par la première ouverture. Pas de frissons, pas de fièvre, pas de douleurs. Appétit excellent, digestions faciles.

Le 26. Le plastron abdominal est partout très-dur ; il est fortement déprimé et bien moins saillant dans la zone qui surmonte le ligament de Fallope. Le bord supérieur horizontal de l'induration répond à un travers de doigt au-dessous d'une ligne transversale passant par l'ombilic. Son bord interne est parallèle à la ligne blanche, qu'il dépasse à gauche de deux travers de doigt. En dehors l'induration se prolonge jusque vers l'épine iliaque supérieure et antérieure. Nulle part la pression ne provoque de douleur. Par le toucher vaginal on constate de grands changements : le doigt tombe sur une tuméfaction ligneuse, très-saillante, indolente et immobile, qui envoie un prolongement en avant ; au premier abord on ne trouve plus le col. Mais en portant le doigt très-haut, on arrive à effleurer le bout du museau de tanche, qui est comme perdu au fond d'une sorte d'infundibulum, constitué par la plaque indurée dont la partie interne a la forme d'un croissant. Comme le col échappe au doigt, on ne peut savoir si l'utérus est mobile ou non.

Le 27, le 28. Il s'écoule un peu de sérosité par l'incision la plus basse.

Le 29, le 30. Des douleurs se font sentir, il y a de petits frissons, un peu de fièvre le soir.

Le 1er mai. La tumeur est devenue très-sensible au niveau des deux incisions ; il y a des élancements fréquents.

Le 2. Une assez grande quantité de pus a coulé par l'incision supérieure qui s'est ouverte d'elle-même. Soulagement immédiat.

Le 5. Il ne coule plus qu'une faible sérosité par les deux incisions.

Le 7. Les douleurs ont totalement disparu, la tumeur a notablement diminué. On peut saisir son bord supérieur entre le pouce et l'index et apprécier facilement l'épaisseur du plastron à ce niveau. Plus que jamais il est évident que cette induration est dans l'épaisseur de la paroi du ventre. Le toucher vaginal montre que la tumeur de ce côté est bien moins saillante et moins dure. Le col est situé plus bas ; on peut l'atteindre sans peine, et, en le déplaçant, on sent qu'il est très-mobile en avant et en arrière, mais très-peu d'un côté à l'autre.

Le 15. L'amélioration ne s'est pas démentie. Chaque jour l'état de la malade s'est amélioré ; elle reprend de l'embonpoint et des forces. La tumeur abdominale diminue tous les jours. Le plastron est moins dur, moins épais, insensible à toute pression, doué d'une certaine mobilité d'avant en arrière avec la paroi abdominale elle-même. Son bord supérieur s'est abaissé de deux travers de doigt. Le toucher vaginal ne fait plus constater aucune tumeur dans le cul-de-sac droit, même en déprimant concurremment la paroi du ventre. L'utérus est mobile, et, en pressant au-dessus de la symphyse pubienne, on communique au col des mouvements. On ne sent qu'un peu d'empâtement au fond du cul-de-sac droit, qui est bien plus étroit que le gauche.

Le 27. La malade se lève et s'en trouve bien.

Le 28, surviennent les règles, après quelques douleurs lombaires durant deux jours. Elles n'avaient pas reparu depuis l'accouchement. (Repos au lit absolu, malgré l'absence de douleurs dans la tumeur ; cataplasmes chauds sur le ventre.) Le lendemain, le sang coule assez bien. Le surlendemain, il diminue, puis cesse entièrement.

Depuis lors, elle se lève tous les jours et descend au jardin. Elle est en pleine convalescence.

Le 12 juin, la malade sort de l'hôpital complétement guérie.

Le jour de sa sortie on l'examine : Troubles fonctionnels nuls. L'exploration ne provoque aucune douleur. Le ventre n'a pas de volume anormal. Dans le pli de l'aine on voit une cicatrice linéaire de 1 centimètre et demi, légèrement déprimée et froncée ; une autre d'un demi-centimètre à trois travers de doigt plus haut. Partout sonorité parfaite. La paroi abdominale a toute sa souplesse ; on sent seulement une vague résistance au-dessus du ligament de Fallope. L'utérus a sa direction normale, mais son col est un peu porté à droite ; sa mobilité est parfaite. Tous les culs-de-sac sont souples, le droit est plus étroit que le gauche. En combinant le palper au toucher, on sent à droite une résistance vague, mal définie, interposée aux deux mains. Rien de semblable du côté gauche. Aucune bride, aucun noyau d'engorgement.

Quinze jours après sa sortie, nous avons revu la malade ; elle se portait très-bien.

Le 29 juillet. Nous l'avons examinée de nouveau à la consultation. On ne trouvait d'autre vestige de son affection qu'un peu de rénitance entre le doigt introduit dans le vagin, et la main s'appuyant sur le bas-ventre ; mais il n'y a pas de tumeur véritable. L'utérus tout entier était transporté à droite, parallèlement à son axe, ce qui rétrécissait beaucoup le cul-de-sac droit du vagin.

La malade a eu ses règles une seconde fois le 15 juin, et une troisième le 19 juillet. Aucun accident n'est survenu, bien que durant ses époques elle ait continué à vaquer à ses occupations. L'écoulement dura chaque fois huit jours, mais modérément abondant ; il y eut peu de douleurs.

OBSERVATION II.

Phlegmon du ligament large gauche, consécutif à un premier accouchement. — Premiers accidents le quinzième jour après les couches. — Terminaison par suppuration. — Incision sur la paroi abdominale deux mois et demi après le début de l'affection. — Dix-huit jours après l'incision, guérison.

D... (Catherine), âgée de 24 ans, cuisinière, est entrée, le 14 avril 1866, à l'hôpital de la Charité, salle Sainte-Eugénie, n° 21 (service de M. Béhier).

Bonne constitution, santé excellente habituellement ; pas de maladies antérieures sérieuses. Réglée pour la première fois à 16 ans. Depuis cette époque, menstruation régulière tous les mois, durant huit jours, sans douleurs. Elle est primipare ; sa grossesse a été bonne. Le travail n'a été ni long, ni bien pénible. Accouchement à terme le 14 avril ; présentation du sommet ; délivrance naturelle.

Pendant une dizaine de jours, petites douleurs expulsives suivies de la sortie de quelques caillots. Pas de fièvre, aucun accident à signaler.

Le quinzième jour après l'accouchement, c'est-à-dire le 30 avril, elle ressentit des douleurs lancinantes dans le bas-ventre, et elle eut un violent frisson avec claquements de dents. Les douleurs avaient pour siége le côté gauche de l'hypogastre, et de là s'irradiaient dans tout le ventre et la région lombaire gauche. Absence de nausées, de vomissements, de constipation et de ballonnement du ventre. Fièvre assez prononcée. Elle a nourri son enfant durant un mois; mais son lait ayant beaucoup diminué, elle fut obligée de le sevrer quinze jours après le début de ces accidents. Depuis le 30 avril elle eut chaque jour de petits frissons suivis de sueurs abondantes, surtout la nuit. La fièvre des premiers temps a cédé, mais les douleurs sont restées assez violentes pendant deux semaines entières.

Un mois après le début des accidents, on sentit, en palpant le ventre dans le côté gauche de l'hypogastre, une tumeur qui semblait s'enfoncer profondément dans le bassin, était modérément douloureuse, les parois abdominales restant souples. Le toucher vaginal fit constater un certain degré d'empâtement dans le cul-de-sac latéral gauche, et l'on trouva le col utérin remonté assez haut.

Depuis lors, la tumeur a grossi; mais la maladie n'ayant pas été suivie exactement pendant une période de quinze à vingt jours, son observation ne peut être indiquée dans ce laps de temps.

Vers le 20 juin on s'aperçut que l'hypogastre était très-développé. Il existait une vaste tuméfaction plus saillante et plus étendue à gauche qu'à droite. Elle avait le volume du poing, était très-superficielle et mal délimitée, sans changement de coloration des téguments. Les jours suivants la peau a rougi; on sentit une fluctuation manifeste le 26 juin, en un point situé à gauche de la ligne blanche, à trois travers de doigt du bord supérieur de la symphyse pubienne. Le 29 juin, on fit l'incision avec le bistouri au point fluctuant; il s'écoula un demi-verre d'un pus blanchâtre, louable, inodore. Un soulagement très-marqué se produisit immédiatement dans l'état de la malade; et les jours suivants le pus continua à couler assez abondamment. Il n'y a jamais eu d'évacuation de pus, ni par le vagin, ni par le rectum, ni par la vessie.

Le 30 juin, je vis la malade. Le bas-ventre formait une légère saillie à sa partie médiane et gauche. Par la palpation je trouvai une tumeur tout à fait superficielle, en partie située dans l'épaisseur de la paroi abdominale, et s'enfonçant aussi dans la profondeur du petit bassin, ce qu'on sentait facilement en contournant, avec l'extrémité des doigts, son bord supérieur. Cette sorte de plastron pré-abdominal était fort dur, immobile, régulier, sans bosselures. La percussion donnait une matité complète, sauf sur la partie supérieure de l'induration. On sentait la tumeur immédiatement au-dessus du ligament de Fallope et de la symphyse des pubis, et il était impossible d'engager les doigts entre elle et la branche horizontale des pubis. La tumeur remontait en haut jusqu'à 3 travers de doigt de l'ombilic; à droite elle débordait la ligne blanche également de 3 travers de doigt; à gauche on la sentait jusqu'à 5 travers de doigt de la ligne blanche, et elle se perdait insensiblement en s'approchant de l'épine iliaque antérieure et supérieure. L'incision qu'on avait faite avait 2 centimètres de longueur; elle était située un peu à gauche de la ligne blanche, à 3 travers de doigt au-dessus de la symphyse des pubis.

Par le toucher vaginal, je trouvai le col très-haut placé, difficilement accessible au doigt, et à peine saillant, un peu porté en arrière et à gauche. A cause de sa petitesse et de sa position élevée, on ne peut le déplacer pour juger de la mobilité de l'utérus. La pression faite en même temps sur la tumeur par le palper ne donne pas plus de précision à l'examen et n'abaisse pas le col de l'utérus. Les culs-de-sac antérieur, postérieur et droit sont tout à fait souples. Le cul-de-sac droit est un peu élargi; le gauche, au contraire, est notablement rétréci; tous, d'ailleurs, sont très-peu profonds. Si haut qu'on puisse porter le doigt, on ne perçoit aucune tumeur véritable dans le cul-de-sac gauche. On constate seulement que celui-ci résiste, et n'offre pas à beaucoup près la souplesse des autres culs-de-sac.

Le 20 juillet, je revis la malade; elle avait repris de l'embonpoint, se levait tous les jours et ne ressentait aucune douleur. L'écoulement du pus avait complétement cessé, et l'incision était cicatrisée. Par le palper du ventre, je trouvai les parois abdominales souples, mobiles, et il fallait appuyer fortement au-dessus de l'arcade crurale gauche pour sentir vaguement une résistance profonde. Cet examen n'était nullement douloureux. Par le toucher, je constatai que le col était assez fortement porté à gauche, et le cul-de-sac latéral gauche était presque effacé. On n'y percevait aucune tumeur. Le fond de l'utérus était lui-même porté du côté gauche, au lieu d'être sur la ligne médiane. L'organe semblait jouir de sa mobilité habituelle.

A la fin de juillet, la malade quitta l'hôpital complétement guérie.

OBSERVATION III.

Phlegmon du ligament large gauche, consécutif à un second accouchement. — Début des accidents deux jours et demi après les couches. — Suppuration. — Ouverture spontanée de l'abcès dans le vagin moins de deux mois après le début. — Dix-sept jours après l'ouverture du foyer purulent, et deux mois et demi après le début de l'affection, guérison.

H.... (Aline), âgée de 31 ans, cuisinière, est entrée le 8 février 1866, à l'hôpital de la Charité, salle Saint-Vincent, n° 6 (service de M. Monneret).

Elle a été réglée pour la première fois à l'âge de 12 ans. Depuis lors, menstruation régulière, non douloureuse, durant six jours chaque fois. Elle a déjà eu un premier enfant dont elle est accouchée facilement; pas d'accidents consécutifs, bien qu'elle se fût levée au bout de six jours.

Sa seconde grossesse s'est bien passée; pendant les trois premiers mois, elle a vu ses règles comme si elle n'était pas enceinte. Le 9 février, elle est accouchée à terme et très-facilement d'un enfant bien portant. Présentation du sommet, délivrance naturelle. Elle a perdu pas mal de sang durant les quinze premiers jours.

Deux jours et demi après cet accouchement, qui avait été très-peu laborieux, elle a senti des douleurs dans le côté gauche du bas-ventre, avec irradiation dans le reste du ventre et dans la cuisse gauche jusqu'au genou. Il n'y eut pas de nausées ni de vomissements; un peu de constipation. Elle n'éprouva pas de véritable frisson au début, mais seulement quelques frissonnements erratiques. La réaction fébrile des premiers temps se dissipa au bout de quelques jours.

C'est vers le quinzième ou le vingtième jour après l'accouchement qu'on découvrit une tumeur dans le bas-ventre, au-dessus du ligament de Fallope gauche. Cette tumeur a toujours grossi depuis, et, vers le 15 mars, elle était très-volumineuse et faisait dans le côté gauche de l'hypogastre une énorme saillie. Pas d'appétit, constipation alternant avec de la diarrhée; frissons irréguliers chaque jour, sueurs la nuit, fièvre le soir, amaigrissement, pâleur du visage.

Le 7 avril, je vis la malade. La tumeur était considérable, elle occupait la région hypogastrique gauche. Commençant immédiatement au-dessus du ligament de Fallope, derrière lequel elle s'enfonçait en s'accolant étroitement à la branche du pubis, elle remontait en haut jusqu'à trois travers de doigt de l'ombilic. La main, en contournant son bord supérieur transversal, et déprimant le paquet intestinal, sentait la tumeur plonger profondément dans l'excavation. En dedans, elle s'arrondissait un peu et dépassait la ligne blanche, à droite, de deux travers de doigt. En dehors, elle se perdait profondément dans la direction de l'épine iliaque antérieure et supérieure. Cette induration était étalée en plastron, superficiellement, dans l'épaisseur de la paroi abdominale. Il suffisait d'appliquer simplement la main sur le ventre pour la percevoir. Elle était uniforme, sans inégalités, dure à une légère pression; mais, en déprimant davantage, on avait la sensation d'une sorte d'élasticité, de fluctuation profonde. La palpation un peu forte était douloureuse. A la partie la plus saillante, on avait fait déjà plusieurs applications successives de pâte de Vienne.

Par le toucher vaginal, je constatai que le col était porté en arrière, mais dévié ni à gauche ni à droite; les culs-de-sac postérieur et latéral droit étaient souples et libres, ayant leur profondeur habituelle; le cul-de-sac gauche avait perdu sa souplesse, il était un peu moins profond ; cependant on ne sentait pas de tumeur le déprimant en bas. Mais, en portant plus fortement le doigt en haut, on sentait une plaque, moulée sur le fond du cul-de-sac. Cette plaque avait une consistance œdémateuse ; elle était régulière, unie, sans bosselures. En arrière et en dehors, elle se perdait sous le doigt à la limite du cul-de-sac ; en avant, elle allait jusqu'aux os ; en dedans, elle arrivait jusqu'au col, dont là séparait un léger sillon, où l'on pouvait glisser l'épaisseur de l'ongle. Cette plaque indurée était immobile, solidement fixée ; on lui communiquait des mouvements obscurs en pressant sur la tumeur au-dessus de l'arcade crurale. On sentait facilement que la masse tout entière avait des adhérences intimes avec l'enceinte osseuse. Le fond de l'utérus était placé très-profondément derrière la partie sus-pubienne du plastron de la paroi abdominale ; l'utérus jouissait, en avant et en arrière, d'une mobilité très-marquée, et, au contraire, très-restreinte d'un côté à l'autre.

Le 10 avril, je revis la malade ; elle était très-améliorée, ne souffrait plus, avait recouvré l'appétit et la gaieté. Le 9 avril, la tumeur s'était ouverte spontanément, par le vagin, avant que les caustiques aient eu le temps de créer une issue sur la peau du ventre. Du pus jaunâtre, inodore, était sorti en abondance, et avait amené un amendement immédiat, en même temps qu'une diminution considérable du volume de la tumeur. L'écoulement continua les jours suivants et ne cessa définitivement qu'à la fin d'avril. Depuis lors, elle ne souffrit plus ni spontanément ni lorsqu'on l'examinait ; elle ne perdit de pus par aucune autre voie. L'appétit et les digestions se sont rétablis ; les accès de fièvre, les frissons, les sueurs, qui existaient avant l'ouverture de l'abcès, n'ont pas reparu.

A l'examen du ventre, le 10 avril, je constatai que la saillie considérable de l'hypogastre avait disparu ; le ventre avait repris son volume normal; il était sonore partout, sauf dans une zone surmontant l'arcade fémorale gauche. Le plastron induré de la paroi abdominale avait notablement diminué ; de forme triangulaire, il avait pour limite en dedans la ligne blanche, en bas le ligament de Fallope, en haut une ligne transversale allant de l'épine iliaque antérieure et supérieure à un point de la ligne blanche situé à trois travers de doigt au-dessus de la symphyse pubienne. Le sommet de ce triangle était à l'épine iliaque antérieure. On n'éprouvait plus la sensation d'élasticité ; la tumeur était dure partout. En enfonçant les doigts derrière le bord supérieur du plastron, on sentait facilement la masse phlegmoneuse contenue dans le petit bassin.

Par le toucher vaginal, je trouvai le col dans sa situation normale ; il n'était plus porté en arrière. En pressant en arrière de l'induration de la paroi abdominale et sur la ligne médiane, on sentait le fond de l'utérus qui paraissait jouir d'une mobilité assez prononcée. Souplesse parfaite des culs-de-sac droit, antérieur et postérieur. Dans le cul-de-sac gauche, se trouvait une tumeur ayant conservé les mêmes caractères déjà constatés dans l'examen du 7 avril.

Le 26 avril, j'examinai de nouveau la malade. Elle avait pris bonne mine, de l'embonpoint, et se levait chaque jour sans éprouver de douleurs ; elle rendait encore une faible quantité de pus par le vagin (ce suintement ne cessa qu'à la fin d'avril). Par le palper du ventre, on sentait, immédiatement au-dessus du ligament de Fallope gauche, une très-légère induration qui n'avait guère qu'un travers de doigt de hauteur. C'était plutôt encore une sorte de résistance qu'une véritable tumeur, tant la résolution avait marché rapidement. Par le toucher vaginal, on trouvait le cul-de-sac gauche bien plus étroit et resserré, moins profond que le droit. Il était le siége, non plus d'une tumeur, mais d'une sorte de vague tuméfaction mal définie ; on sentait un défaut de souplesse plutôt qu'une induration. L'utérus tout entier avait été transporté à gauche, parallèlement à son axe, mais sans éprouver de déviation. C'est là tout ce qu'il restait de cette énorme tumeur.

La malade sortit guérie quelque temps après.

OBSERVATION IV.

Phlegmon du ligament large droit, consécutif à un premier accouchement. — Premiers accidents le deuxième jour après les couches. — Terminaison par induration. — Guérison quatre mois environ après le début de l'affection. — Retour des règles.

P. (Rose), âgée de 23 ans, passementière, est entrée, le 17 avril 1866, à l'hôpital de la Pitié, salle Saint-Charles, n° 20 (service de M. Bernutz).

Réglée pour la première fois à 15 ans ; menstruations toujours régulière, écoulement assez abondant pendant quatre jours chaque fois. Mariée depuis trois ans, elle est primipare. Elle est accouchée, le 21 février 1866, d'un enfant à terme. Le travail a été facile, présentation du sommet : accouchement et délivrance naturels.

C'est deux jours après ses couches qu'elle a commencé à sentir des douleurs dans le ventre. Le lendemain le médecin, en palpant le ventre, éveilla une vive souffrance dans le côté droit de l'hypogastre, et trouva un commencement de tumeur. Elle n'eut pas de frisson initial, mais quelques petits frissonnements tous les soirs. Pas de nausées, ni de vomissements, ni de ballonnement du ventre. Les douleurs sourdes, continues, non lancinantes, étaient du reste peu violentes. Le début de l'affection a été subaigu, très-modéré dans ses symptômes. La malade cependant ne put vaquer à ses occupations à cause de ses douleurs, et se fit admettre à la Pitié.

A son entrée, le 17 avril : facies pâle, mais peu altéré ; pas d'amaigrissement, atteinte générale peu profonde. Bouffées de chaleur au visage, sueurs ; leucorrhée, souffle au premier temps à la base du cœur, et souffle continu dans les vaisseaux du cou. La fièvre modérée des premiers temps de sa maladie n'existait plus, pas même le soir et la nuit. Rien ne pouvait faire supposer un travail de suppuration. Pas de ballonnement du ventre, pas de saillie plus d'un côté que de l'autre. Au palper, on trouva dans le côté droit de l'hypogastre une assez grosse tumeur, étalée superficiellement en avant du paquet intestinal, évidemment située dans la couche celluleuse profonde de la paroi abdominale. Une sorte de plastron très-dur, régulier, indolent, d'autant plus résistant et superficiel qu'on l'examine plus près du ligament de Fallope. En contournant sa limite supérieure, on sent qu'une tumeur s'enfonçait profondément dans le petit bassin. Le bord interne, arrondi, du plastron était parallèle à la ligne blanche, qu'il débordait d'un travers de doigt à gauche ; le bord supérieur transversal remontait jusqu'à un travers de doigt au-dessous de l'ombilic. L'induration devenait plus profonde et se perdait peu à peu, à mesure qu'elle s'approchait de l'épine iliaque antérieure et supérieure. La matité n'était complète que dans la moitié inférieure de la tumeur, qui, d'ailleurs, descendait jusqu'au ligament de Fallope, pour s'enfoncer ensuite dans l'excavation en adhérant étroitement à la branche horizontale du pubis. Les pressions sur le ventre n'éveillaient aucune douleur.

Au toucher vaginal, pas de chaleur anormale du vagin ; écoulement blanc assez abondant. Col de l'utérus non dévié, dans l'axe du vagin. Le doigt le déplaçait facilement, surtout en avant et en arrière ; les mouvements communiqués n'étaient pas douloureux. En pressant sur la tumeur abdominale au-dessus de la symphyse et un peu à gauche, on transmettait les mouvements au col de l'utérus. Les pressions exercées sur les autres points de la tumeur ne transmettaient plus que d'une façon très-indirecte les mouvements au doigt appliqué sur le col. La masse de la tumeur était à peu près immobile. Le rectum était fortement dévié à gauche. Les culs-de-sac gauche, antérieur et postérieur étaient souples ; le cul-de-sac droit, moins profond que les autres, avait perdu sa souplesse. En portant assez fortement le doigt en haut, on sentait un plancher dur, comme ligneux, doublant le fond du cul-de-sac droit. En avant, cette plaque était séparée de la paroi osseuse par un sillon assez étroit, où les tissus restaient souples. En dedans, elle offrait un rebord concave, circonscrivant le côté droit du col comme le ferait un croissant, et séparé de ce col par un sillon où l'on mettait le bout du doigt. Cette partie interne envoyait un petit prolongement induré, gros comme le bout du petit doigt, en avant du col utérin. En arrière, la plaque se perdait à la limite du cul-de-sac. Nulle part on ne trouvait trace de fluctuation ; partout une dureté uniforme, régulière, sans nodosités La pression faite par la palpation sur la tumeur transmettait directement les mouvements à la plaque vaginale. Aucune douleur n'était produite par ces manœuvres.

Le toucher rectal n'était pas douloureux ; il faisait percevoir une grosse tumeur logée dans le côté droit de l'excavation. On reconnaissait que l'utérus constituait la portion gauche de cette tumeur, et le doigt passait, sans trouver de sillon intermédiaire, de la face postérieure de l'utérus sur la paroi postérieure de la masse phlegmoneuse. Si on pressait en même temps sur la paroi abdominale antérieure, on transmettait des mouvements au doigt rectal ; on appréciait l'épaisseur considérable de la tumeur et son peu de mobilité. — Vésicatoire sur la tumeur.

Le 1er mai, on s'aperçut que la tumeur avait un peu diminué de volume et de consistance.

Le 7, cette diminution était très-marquée ; le bord supérieur remontait à deux travers de doigt d'une ligne horizontale passant par l'ombilic ; le bord gauche ne débordait plus le niveau de la ligne blanche ; la tumeur était moins dure, moins saillante, toujours indolente. Le toucher vaginal donnait les mêmes sensations que le 17 avril. Elle ne rendit de pus par aucune voie, n'éprouva ni douleurs, ni frissons, ni fièvre ; aucun signe de suppuration ne se montra.

Le 19, la malade voulut sortir de l'hôpital. Avant son départ, elle fut examinée ; la tumeur, sentie par le palper, ne remontait plus qu'à quatre travers de doigt de l'ombilic ; en dehors, on ne la suivait plus jusqu'à l'épine iliaque antérieure ; elle en était séparée par un intervalle de deux travers de doigt, où la paroi du ventre restait souple ; en dedans, elle s'arrêtait au niveau de la ligne blanche ; les pressions faites d'avant en arrière produisaient un certain déplacement de la paroi abdominale, ainsi que du plastron induré compris dans son épaisseur. Par le toucher vaginal, on constata que le col était assez fortement porté à droite, mais parallèlement à son axe, sans avoir éprouvé de déviation. Le corps de l'utérus avait exécuté un déplacement semblable à celui du col ; le cul-de-sac gauche était deux fois plus large que le droit ; dans celui-ci on ne trouvait plus de tumeur véritable, mais seulement un certain degré d'empâtement, de rénitence.

Cette malade est revenue à la consultation de la Pitié. Depuis sa sortie, elle avait eu son retour de couches ; l'écoulement avait été modéré, durant trois jours, et n'avait réveillé aucune douleur. Depuis elle a repris ses occupations dans son ménage, a fait souvent des courses assez longues, sans éprouver aucune souffrance.

Le 14 juin, elle revint encore nous voir, et je pus l'examiner : développement normal du ventre ; là où existait le plastron induré dans la paroi abdominale, résistance vague, moins de souplesse que du côté opposé. Par le toucher, cul-de-sac droit un peu plus étroit que le gauche, exempt de tumeur, mais un peu moins souple que le gauche. Entre la main déprimant les parois du ventre au-dessus du ligament de Fallope et le doigt refoulant le fond du cul-de-sac droit, on sentait une vague résistance, mais pas de tumeur à proprement parler. L'utérus tout entier, un peu transporté à droite de la ligne médiane, avait conservé toute sa mobilité.

OBSERVATION V.

Phlegmon du ligament large droit, chez une multipare, à la suite d'une fausse couche. — Premiers accidents le sixième jour après la fausse couche. — Terminaison par induration. — Deux mois et demi après le début de l'affection, la malade sortit de l'hôpital sans être entièrement guérie.

C.... (Adèle), âgée 26 ans, coulisseuse, est entrée, le 13 mars 1866, à l'hôpital de la Pitié, salle Saint-Charles, nº 25 (service de M. Bernutz).

Réglée pour la première fois à 13 ans ; menstruation régulière, constitution assez délicate, tempérament nerveux ; est mariée depuis trois ans. Un premier accouchement à terme le 16 avril 1865, à la suite duquel elle a éprouvé des accidents ressemblant à ceux d'une pelvi-péritonite. Les règles sont revenues six mois après cet accouchement. Elle est redevenue enceinte une seconde fois ; mais, après une grossesse d'un mois et vingt jours, elle fit une chute, qui fut suivie d'une fausse couche, le 16 février 1866 ; perte abondante pendant neuf jours ; expulsion de gros caillots.

Le sixième jour après la fausse couche, elle a été prise de douleurs dans la région iliaque droite, s'irradiant dans la région lombaire et la cuisse du côté droit, continues et exacerbantes ; pas de frisson initial, pas de vomissements ni ballonnement du ventre, mais une fièvre assez accusée. Pendant douze jours, ses douleurs et la fièvre ont été assez vives, puis il y eut un amendement très-prononcé. Jamais elle n'a éprouvé ni frissons irréguliers, ni accès de fièvre, revenant le soir avec sueurs : elle est restée seulement très-anémique depuis sa fausse couche.

État actuel. Peu d'appétit ; digestions assez bonnes ; constipation ; signes d'anémie très-accusés ; pas de fièvre ; peu de sommeil ; les douleurs de ventre plus fortes la nuit que le jour.

Le ventre non ballonné, souple et indolent, sauf dans la région iliaque droite, où l'on développait une assez vive douleur, immédiatement au-dessus du ligament de Fallope ; les parois abdominales mobiles et souples ; mais, en les déprimant fortement, on sentait une tumeur accolée contre la face postérieure de la branche horizontale du pubis du côté droit. En associant au palper le toucher vaginal, on pouvait apprécier facilement ses caractères. Cette tumeur, du volume d'un gros œuf, avait son grand axe dirigé transversalement ; elle était profondément située et adhérait étroitement par sa face antérieure à l'enceinte pelvienne. En dehors, on la suivait jusque vers le détroit supérieur où on la perdait; en dedans, elle se continuait sans ligne de démarcation avec le bord droit de l'utérus, qui constituait la portion interne post-symphysienne de la tumeur. A l'aide du palper et du toucher combinés, on se rendait parfaitement compte de la position de l'utérus. Les mouvements transmis par la pression sur le ventre au doigt appliqué sur le col n'étaient plus les mêmes, selon que l'on appuyait sur la partie droite ou la partie gauche de la tumeur; cette dernière partie était formée par le corps de la matrice même. L'utérus était en antéversion; la percussion superficielle au-dessus du ligament de Fallope donnait de la sonorité, la percussion profonde de la matité.

Les culs-de-sac postérieur et gauche étaient souples et libres. Le droit avait moins de profondeur que le gauche, et il était doublé par une tumeur très-dure, en forme de plaque régulière, sans bosselures; celle-ci, en avant, allait jusqu'à la paroi osseuse, dont la séparait un très-léger sillon, où l'on pouvait mettre seulement l'épaisseur de l'ongle; en dehors et en arrière, elle se perdait sous le doigt à la limite du cul-de-sac; en dedans, elle n'était séparée du col que par un faible sillon, où l'on pouvait glisser l'extrémité de l'ongle. La tumeur envoyait de droite à gauche un prolongement induré, gros comme le petit doigt, en avant du col qui en était séparé par un sillon où pouvait s'engager le bout de l'index. Ce prolongement s'effilait en pointe et ne dépassait pas le niveau du bord gauche du col. Cette tumeur vaginale était sensible à l'exploration, et l'on sentait des artères battre sous la pulpe du doigt. L'ensemble de la tumeur de l'excavation était très-faiblement mobile, à cause de son adhérence étroite à l'enceinte osseuse en avant. L'utérus avait perdu ses mouvements de latéralité, mais conservait ceux en avant et en arrière. (15 sangsues au-dessus de l'arcade crurale à droite, et le surlendemain 3 sangues sur le col.) Amendement notable des douleurs.

Jusqu'à la fin de mars, elle a été parfaitement. Pas de douleurs, ni spontanément ni quand on palpait la tumeur; cependant, comme celle-ci persistait, on prescrivit un repos absolu au lit.

Le 27. On trouve au palper du ventre les mêmes signes que le 13 mars. Au toucher, on vit que la plaque indurée se recourbait en arrière et en dehors pour doubler les parois vaginales sur une hauteur d'un peu plus de 1 centimètre. Quant aux autres caractères de la tumeur, ils n'avaient pas changé.

5 avril. Sans cause appréciable, elle se ressentit de douleurs assez vives dans le bas-ventre. Le 6, ces douleurs persistaient; on fit appliquer, malgré l'anémie de la malade et l'absence de fièvre, 8 sangsues sur l'hypogastre à droite. Soulagement immédiat.

Le 9. En la touchant par le vagin, on vit que le prolongement induré antérieur au col avait presque disparu. La plaque doublant le cul-de-sac droit était toujours la même. Mais l'épaisseur de la tumeur avait beaucoup diminué : aussi, même en combinant le palper et le toucher, on ne sentait plus qu'un empâtement et non une véritable tumeur en arrière de la branche horizontale du pubis. L'utérus avait la même mobilité, et la tumeur vaginale la même immobilité que dans les premiers temps. Toutes les manœuvres d'exploration n'éveillaient pas la moindre sensibilité.

Le 19. La malade commença à se lever et ne s'en trouva pas mal. Pareil bon état les jours suivants.

Elle voulut sortir de l'hôpital le 1er mai. Le jour de son départ, on ne sentait plus aucune tumeur en déprimant les parois abdominales, même très-fortement, au-dessus de l'arcade crurale. Par le toucher, on constata que l'utérus était en antéversion et que la tumeur vaginale conservait la même configuration, mais était moins dure qu'au dernier examen. Nous n'avons pu revoir la malade depuis le 1er mai.

OBSERVATION VI.

(Que je dois à l'obligeance de mon excellent collègue et ami, Leroy.)

Phlegmon du ligament large gauche, consécutif à un premier accouchement. — Premiers accidents le vingtième jour après les couches. — Terminaison par induration et peut-être en partie aussi par suppuration. — Guérison quatre mois après le début de l'affection.

K..... (Justine), âgée de 23 ans, journalière, est entrée le 3 mars 1866 à l'hôpital de la Pitié, salle Sainte-Marthe, numéro 27 (service de M. Gallard).

Constitution délicate ; bonne santé habituelle ; réglée pour la première fois à 11 ans et demi ; menstruation régulière ; écoulement de sang peu abondant pendant six jours. Elle était primipare. Grossesse sans accident ; travail facile ; présentation du sommet ; accouchement et délivrance naturels ; fièvre de lait le troisième jour : suites de couches normales. Le dixième jour après ses couches, faites à l'hôpital Lariboisière, la malade sortit pour aller au Vésinet. Son enfant était mort trente-six heures après sa naissance.

Le vingtième jour après son accouchement, qui eut lieu le 31 janvier 1866, le lendemain de l'administration d'un purgatif donné dans le but de dégorger les seins, cette femme a été prise pour la première fois de douleurs dans le bas-ventre à gauche et d'une fièvre assez violente. Trois jours plus tard, elle eut un frisson avec claquements de dents, et un deuxième frisson huit jours après. Absence de nausées, de vomissements, de ballonnement et de tension du ventre, de douleurs en allant à la garde-robe ; mais elle souffrait un peu en urinant. Les douleurs sourdes continues, exacerbantes, avaient pour siége la région iliaque gauche, au-dessus de l'arcade crurale et s'irradiaient un peu dans l'hypochondre et la région lombaire du même côté. Les douleurs ont conservé pas mal d'intensité pendant les jours suivants, et ne se sont amendées que cinq jours avant l'entrée de la malade à la Pitié.

État à l'entrée. 4 mars. Aucun trouble digestif, sauf de l'anorexie. Un certain degré de fièvre. Ventre souple, non douloureux dans la majeure partie de son étendue. Douleur spontanée, accrue par la pression dans la région iliaque gauche. Tumeur parallèle au ligament de Fallope, immédiatement au-dessus duquel elle était placée. Cette tumeur était assez superficielle, mais indépendante des parois abdominales ; s'avançait en dedans jusqu'à la ligne blanche où elle devenait plus profonde, et en dehors elle s'allongeait transversalement vers l'épine iliaque antérieure où on la perdait. Sa hauteur était d'environ 4 centimètres. Elle était assez résistante et fort douloureuse, sans trace de fluctuation, mate à la percussion.

Par le toucher vaginal, chaleur assez forte du vagin, écoulement blanc assez abondant, col dans sa position normale, entr'ouvert ; ses lèvres étaient tuméfiées et douloureuses, culs-de-sac droit, antérieur et postérieur, libres et souples. Dans le cul-de-sac gauche, tumeur en forme de plaque donnant une sensation d'empâtement œdémateux, qui se continuait sans aucun sillon de séparation avec le bord gauche du col. L'induration en dehors se recourbait et se prolongeait en bas en doublant la paroi externe du vagin, sur une hauteur de 1 centimètre. Ce plancher induré est régulier, uniforme, sans inégalités, et assez sensible à la pression. L'utérus avait conservé sa mobilité en avant et en arrière ; ses mouvements de latéralité étaient très-restreints. En combinant le palper au toucher, on reconnaît que l'utérus forme la partie droite, post-symphysienne de la tumeur perçue à travers les parois abdominales. — 14 sangsues sur la fosse iliaque gauche, cataplasmes laudanisés, onctions mercurielles.

Le 6 et le 8, un vomissement, inappétence, fièvre modérée, pas de frissons.

Le 10, on pratiqua le toucher vaginal, qui ne fit constater aucun changement dans la tumeur.

Le 14, un vomissement. Amendement des douleurs et disparition de la fièvre.

Le 16, rien de changé dans les caractères de la tumeur, qui sembla seulement un peu plus grosse. Les jours suivants, pas de modification. Pas de frisson. Nulle part on ne trouva de fluctuation.

Le 22. L'utérus était toujours à la même place. Le cul-de-sac gauche avait recouvré sa profondeur, et on ne sentait facilement l'induration vaginale qu'en combinant le palper au toucher. La tumeur était manifestement moins volumineuse. La malade n'a rendu de pus par aucune voie. Pas trace de fluctuation.

Le 24, l'utérus était plus mobile d'un côté à l'autre.

Le 29. On ne trouvait plus de tumeur appréciable dans le cul-de-sac gauche. Au-dessus du ligament de Fallope, on sentait toujours une tumeur parallèle à ce ligament, mais moins grosse et plus profonde. L'état général était devenu excellent. Il n'y avait plus de douleurs dans le bas-ventre.

26 avril, il y eut quelques petits frissons et plusieurs selles diarrhéiques. La malade dit avoir rendu du pus par les selles, mais on n'a pu les examiner, et ce point est resté douteux.

20 juin. Par le toucher on trouva que le cul-de-sac gauche était plus étroit que le droit; aucune tumeur, ni brides, ni indurations appréciables. Le col utérin porté à gauche restait parallèle à l'axe du vagin. L'utérus était tout à fait mobile. Par le toucher et le palper combinés, on sentait, en déprimant fortement les parois du ventre, une induration vague, mal délimitée, derrière la branche du pubis. Elle semblait tenir à l'utérus par sa portion droite, car, en imprimant des mouvements à cet organe, ils se transmettaient à l'induration. Aucune douleur. Les règles n'étaient pas revenues.

La malade sortit de l'hôpital dans cet état le 21 juin.

OBSERVATION VII.

Pelvi-péritonite purulente, survenue en dehors de l'état puerpéral chez une nullipare. — Choléra asiatique deux mois après le début de l'affection abdominale. — Mort. — Autopsie.

R...., âgée de 25 ans, passementière, est entrée, le 26 juin 1866, à l'hôpital Lariboisière, salle Sainte-Eugénie, n° 27 (service de M. Duplay).

Tempérament lymphatique. A été réglée pour la première fois à 9 ans. Pendant deux ans les règles n'ont pas reparu, et à partir de 11 ans la menstruation a été régulière. Signes de chlorose. Accidents hystériques avant les époques menstruelles. Mariée depuis l'âge de 15 ans, elle n'a jamais eu de grossesse. Jamais d'affection abdominale. L'année dernière, hémiplégie hystérique.

Au commencement de juin, à la suite de ses règles qui étaient en retard de dix jours, sans cause appréciable, sans suppression de l'écoulement, elle a été prise de douleurs de ventre, modérées pendant les deux premiers jours, et ensuite très-violentes, occupant la fosse iliaque droite, et s'irradiant dans le reste du ventre, la région lombaire et la cuisse droite jusqu'au genou. Il y eut un violent frisson au début, puis une fièvre assez vive, du gonflement du ventre, des nausées fréquentes et de la constipation. Au bout d'une dizaine de jours il se fit un amendement; mais la fièvre et les douleurs persistèrent avec une certaine intensité. A cette époque, le médecin qui la soignait constata une tuméfaction au-dessus du ligament de Fallope droit.

A son entrée à l'hôpital, on prescrivit 14 sangsues sur la fosse iliaque droite; cataplasmes émollients; onctions mercurielles belladonées; grands bains; quelques jours après, vésicatoire à droite sur l'hypogastre. Elle a eu de la fièvre chaque soir, des frissons irréguliers, des sueurs la nuit; en outre : des envies fréquentes d'uriner; miction douloureuse et ne donnant que très-peu d'urine à la fois. On fut obligé un jour de la sonder, elle ne pouvait plus uriner. Élancements fréquents dans la région droite de l'hypogastre, avec retentissement du côté du fondement et de la cuisse. On avait porté le diagnostic de phlegmon du ligament large droit.

Le trentième jour après le début de ces accidents, je vis la malade à l'hôpital. Le ventre était large, non tendu, un peu volumineux, souple et sonore dans la région sus-ombilicale. A l'hypogastre on sentait facilement à la plus légère palpation une résistance, et, en pressant davantage, une tumeur ayant les limites suivantes : en haut elle remontait environ à trois travers de doigt au-dessus de la symphyse des pubis; à gauche et à droite, elle débordait la ligne blanche à peu près de trois travers de doigt; en bas elle plongeait profondément dans le petit bassin. On pouvait interposer le bout des doigts entre la tumeur et la symphyse pubienne. Elle était assez superficielle, surtout à droite de la ligne blanche, mais les parois abdominales restaient intactes. La tumeur était élastique, rénitente plutôt que dure; il était difficile d'apprécier nettement sa configuration. Immobile, assez sensible, elle donnait à la percussion une matité complète en certains points, incomplète en d'autres.

Au toucher vaginal, on trouvait : le vagin assez chaud, baigné de mucosités abondantes blanchâtres. Le col utérin était dur, conique, pointu comme le sont les cols vierges, un peu porté en arrière, tandis que le corps était poussé en avant. On suivait, sans obstacle, la face antérieure du col, puis du corps. Le cul-de-sac gauche était souple et libre. Le cul-de-sac droit était rempli par une tumeur volumineuse, qui faisait saillie et abaissait fortement le fond du cul-de-sac. Cette tumeur était très-sensible, assez dure, inégale, bosselée, formée d'une série de nodosités séparées par des dépressions ou sillons irréguliers. Cette masse envoyait dans le cul-de-sac postérieur un prolongement induré qui embrassait la face postérieure du col. Un sillon assez étroit, mais très-net, séparait la tumeur des faces latérale droite et postérieure du col utérin. En combinant au toucher vaginal le palper abdominal, on reconnaissait que les tumeurs abdominales et vaginale ne faisaient qu'une même masse, à laquelle on ne pouvait imprimer que des mouvements très-limités. L'utérus, lui-même, se trouvait complétement immobilisé, enclavé qu'il était par la tumeur qui l'enveloppait dans sa moitié droite et postérieure. En pressant au-dessus de la symphyse pubienne, on provoquait des envies d'uriner.

Le toucher rectal faisait sentir, sur les côtés droit et postérieur de l'utérus, une vaste tumeur remplissant une grande partie du vagin ; et quand on pressait sur le ventre au niveau de la tuméfaction, les mouvements se transmettaient très-nettement au doigt introduit dans le rectum.

La malade conserva toujours de la fièvre le soir, des sueurs la nuit, des frissons irréguliers, des envies de vomir, de l'anorexie, un dégoût profond pour tous les aliments, un teint jaune terreux. Il était évident que du pus existait dans la tumeur ; on ne sentait pas cependant de fluctuation : elle ne rendit de pus par aucune voie.

Trois semaines après le jour où je la vis, elle fut prise d'une attaque de choléra asiatique très-intense, à laquelle elle succomba rapidement.

L'autopsie fut faite vingt-quatre heures après la mort. On trouva, outre les lésions intestinales propres au choléra, une très-grosse tumeur dans le petit bassin, qui était bien celle que durant la vie on avait reconnue. Cette tumeur occupait la partie droite et postérieure de l'excavation, enveloppait l'utérus étroitement à droite et en arrière, et repoussait fortement en avant le corps de cet organe. On reconnut que cette masse était constituée par des anses d'intestin grêle et l'S iliaque pelotonnées, agglomérées ensemble irrégulièrement à l'aide d'adhérences et de dépôts plastiques ; des adhérences englobaient aussi dans la tumeur les annexes du côté droit, et réunissaient le rectum à la face postérieure de la tumeur, et celle-ci à la face postérieure et au bord droit de l'utérus. La tumeur renfermait plusieurs loges, de volume différent, remplies d'un liquide purulent. L'une d'elles surtout, en arrière de l'utérus, renfermait une quantité de pus considérable. Aucune communication n'existait entre ces collections et les viscères voisins. En décollant le péritoine pariétal, on vit que le tissu cellulaire de la paroi abdominale, du ligament large, de l'anneau qui entoure le col utérin et celui de la région péri-rectale, étaient absolument intacts ; on n'y trouva ni dépôt plastique ni pus infiltré ou collecté. La tumeur, sentie par le doigt au fond des culs-de-sac droit et postérieur, était bien tout entière intra-péritonéale.

Ainsi, il s'agissait là d'une pelvi-péritonite suppurée, très-nettement caractérisée, sans aucune association d'inflammation du tissu cellulaire sous-péritonéal.

OBSERVATION VIII.

Tumeur cancéreuse du grand bassin, se prolongeant dans le petit bassin, le ligament large gauche et la paroi externe gauche du vagin. — Grossesse. — Avortement au cinquième mois. — Cachexie cancéreuse. — Marasme. — Fièvre hectique. — Mort. — Autopsie.

P....., âgée de 34 ans, cordonnière, est entrée, le 1er août 1865, à l'hôpital de la Pitié, salle Saint-Charles, n° 4 (service de M. Bernutz).

Huit accouchements à terme et deux fausses couches ; jamais d'accidents consécutifs. A son entrée à l'hôpital de la Pitié, sa maladie actuelle date de huit mois environ. Comme premiers symptômes, douleurs dans le genou gauche, qui ont remonté ensuite jusque dans l'aine et la hanche gauches. Sept mois et demi plus tard, développement du ventre dans la région iliaque gauche. Entrée de la malade à la Charité dans le service de M. Béhier, qui constata l'existence d'une tumeur dans la fosse iliaque gauche et une flexion légère de la cuisse sur le bassin. Sortie de la Charité le 6 juillet 1865 ; admission à la Pitié le 1er août. Dans cet intervalle, la malade était devenue enceinte ; aussi une nouvelle tumeur, formée par l'utérus gravide, s'éleva du petit bassin vers la fosse iliaque droite, repoussée fortement du côté opposé à l'ancienne tumeur. Le 5 janvier, avortement à cinq mois ; enfant mort-né ; pas d'accidents consécutifs. Disparition de la tumeur située à droite ; persistance de la tumeur gauche, qui grossit manifestement.

Avant comme après l'avortement, on trouvait par le toucher vaginal que le col était fortement dévié et regardait à gauche, tandis que le corps de l'utérus était porté à droite. Mobilité de l'utérus ; culs-de-sac droit et postérieur souples ; cul-de-sac gauche occupé par une large tuméfaction en plaque, dont le côté interne, courbe, embrassait le bord gauche du col, qui en était séparé par un sillon où l'on mettait le bout du doigt. Ce sillon de séparation se continuait avec un autre, interposé entre la face antérieure du col et un prolongement induré gros comme le petit doigt, que la tumeur envoyait dans le cul-de-sac antérieur jusqu'en avant du bord droit du col. La tumeur, qui doublait et déprimait le fond du cul-de-sac gauche, se perdait en arrière à la limite de ce cul-de-sac. En dehors, elle se recourbait et s'étalait pour doubler la paroi externe gauche du vagin jusqu'à moitié distance du col à l'orifice vaginal. Toute cette surface indurée était plane, régulière, uniforme, sans bosselures, d'une consistance très-ferme. Cette tumeur vaginale était immobile, indolente, et faisait partie intégrante de la masse organique qu'on sentait dans la fosse iliaque. Le toucher rectal faisait percevoir une énorme tumeur remplissant la moitié gauche de l'excavation.

Par le palper du ventre, on trouvait une énorme tumeur remplissant la fosse iliaque gauche, immobile et intimement adhérente à la fosse iliaque interne. Elle se prolongeait en dedans jusqu'à la ligne blanche et en haut jusque sous les fausses côtes gauches ; en bas, elle plongeait dans le petit bassin. Cette tumeur était absolument mate à la percussion, modérément douloureuse, et donnait, dans sa partie la plus saillante, la sensation d'une poche fortement tendue par un liquide. Le reste était dur, très-résistant. Ventre très-développé à droite. Saillie notable des veines sous-cutanées des parois.

En avril, il y eut de la fièvre, des frissons, des vomissements, de la diarrhée, et l'on trouva dans les selles, pendant quinze jours, une assez grande quantité de matière purulente. Depuis l'existence de cet écoulement, amélioration des douleurs du ventre et disparition des frissons. Les signes au toucher n'ont pas changé. Quinze jours après la cessation de l'écoulement du pus par le rectum, l'état de la malade redevint ce qu'il était auparavant. Amaigrissement progressif, perte des forces, teinte cachectique, dyspepsie très-prononcée, douleurs intenses, fièvre le soir. M. Siredey fit, à un intervalle de quelques jours, deux ponctions simples avec un trocart dans la partie saillante de la tumeur ; il en sortit de 2 à 3 litres de sérosité rougeâtre, transparente. La poche kystique vidée, on sentait qu'une masse dure remplissait la fosse iliaque gauche et une partie du petit bassin.

La cachexie fit des progrès rapides, le dépérissement devint extrême, et la malade finit par succomber dans le marasme le 9 septembre 1866.

Autopsie le 10 septembre. A l'ouverture du ventre, adhérences de péritonite chronique entre l'épiploon et les parois abdominales, entre l'épiploon et le paquet intestinal. Celui-ci tout entier refoulé à droite ; et à gauche une énorme tumeur qui s'étendait depuis la deuxième vertèbre lombaire jusque dans la profondeur du petit bassin. Son plus grand diamètre transversal, à la hauteur de la crête iliaque, mesurait 14 centimètres ; son plus grand diamètre antéro-postérieur, 10 centimètres. Elle refoulait le rein gauche à 5 centimètres au-dessus de sa position normale ; en bas, elle pénétrait dans le petit bassin en se confondant avec les annexes gauches. Elle envoyait aussi un prolongement dans la gaîne du psoas jusqu'au petit trochanter.

La paroi antérieure de cette tumeur était tapissée par le péritoine pariétal postérieur et croisée de haut en bas et de gauche à droite par l'S iliaque très-rétrécie. A 4 centimètres au-dessous de l'angle formé à l'union du côlon transverse avec le côlon descendant, l'intestin adhérait étroitement à la tumeur, et, en ouvrant celle-ci, on trouvait un orifice arrondi de 1 centimètre de diamètre faisant communiquer le contenu de la tumeur avec le gros intestin. La face postérieure était formée par les muscles de la région lombaire, le sacrum et les parois de l'excavation. La paroi latérale gauche de la tumeur était constituée par la face interne de l'os coxal. La paroi latérale droite était appuyée sur le côté gauche des corps des vertèbres lombaires. L'uretère gauche comprimé était considérablement distendu par l'urine, et le rein gauche, également distendu, était transformé en un véritable kyste urineux, dont la substance rénale aplatie formait la coque.

Dans le petit bassin, la production cancéreuse avait envahi la plupart des organes. Ainsi, l'ovaire gauche, aussi volumineux qu'un œuf de poule, était changé en une masse lardacée. Dans l'ovaire droit, très-petit, existait un noyau cancéreux. La cavité de la trompe gauche était à peu près quadruplée dans ses deux tiers externes; son pavillon, encore distinct, avait subi aussi la même dégénérescence. Le tissu du ligament large gauche, dans toute son épaisseur, était infiltré de matière cancéreuse; il en résultait une tumeur cancéreuse, dont la base ou le plancher reposait sur le fond du cul-de-sac gauche. Cette infiltration se prolongeait d'une part autour de la paroi externe gauche du vagin, d'autre part entre le col utérin et le bas-fond de la vessie. En touchant alors par le vagin, on reconnaissait que c'était bien par cette induration cancéreuse, largement étalée sur le fond du cul-de-sac et la paroi externe gauches du vagin, qu'était produite la tumeur vaginale constatée pendant la vie. Le corps et le col de l'utérus, la partie gauche de la vessie, étaient aussi envahis par la dégénérescence cancéreuse. En incisant la tumeur dans toute son épaisseur, on la trouvait remplie par une matière sanieuse, purtrilagineuse, par du pus cancéreux. Cette collection liquide était logée au sein des parties solides de la production organique. Rien ni dans le foie, la rate, ni dans le cœur et les poumons.

OBSERVATION IX.

(Résumé de l'observation publiée par M. Pâris, dans sa thèse, 1866, p. 8.)

Phlegmon suppuré du ligament large gauche, consécutif à un premier accouchement. — Infection purulente. — Mort. — Autopsie.

D.... (Virginie), blanchisseuse, entre, le 29 janvier 1864, à l'hôpital Saint-Antoine, salle Saint-Adélaïde, n° 14 (service de M. Goupil).

Il y a vingt-quatre jours, accouchement pour la première fois. Travail long, douloureux. Le deuxième jour après les couches, frisson, suppression des lochies, douleur à la pression sur l'hypogastre. Pendant trois septénaires, une lassitude générale et une pesanteur dans le bassin. Le vingt-troisième jour après ses couches, frisson prolongé avec claquements de dents, qui se répéta chaque jour aussi violent; douleurs dans le bas-ventre.

État à l'entrée. Fièvre, diarrhée, vomissements, anorexie. Ventre un peu volumineux et tendu à l'hypogastre. Pas de tuméfaction appréciable ni d'un côté ni de l'autre. Les jours suivants, amendement des troubles fonctionnels. Frissons avec sueurs.

2 février. Rénitence et douleur vive dans le côté gauche de l'hypogastre. «Au toucher, on trouve le col de l'utérus situé dans l'axe du bassin; il est augmenté de volume, entr'ouvert; l'utérus est peu mobile, et ces tentatives sont douloureuses, surtout quand on essaie de le porter à droite. Le haut de la paroi gauche du vagin n'est plus souple et dépressible, mais induré et rigide; cette induration a la forme d'une plaque qui s'étend depuis l'insertion au col, sur une

hauteur de 2 à 3 centimètres; elle cesse assez brusquement, mais on sent facilement autour d'elle un peu d'empâtement. Le cul-de-sac gauche est diminué, et le doigt pénètre avec peine entre le col et le vagin; il est le siége d'une tumeur dure, résistante, sans sillon de séparation avec l'utérus, qu'elle entoure en se prolongeant dans la moitié gauche des culs-de-sac antérieur et postérieur; elle se continue avec la plaque vaginale; partout, sur ces parties indurées, le toucher est très-douloureux; le cul-de-sac vaginal droit est large, souple, non douloureux à la pression; le doigt ramène un peu de liquide brunâtre et de mauvaise odeur.»

Les jours suivants, affaissement de la malade; frissons violents avec sueurs abondantes, tous les jours ou tous les deux jours.

Le 15, douleur dans le genou droit, demi-fléchi.

Le 17. A droite, l'hypogastre est toujours souple; à gauche, on sent au-dessus du pubis, sur une hauteur d'environ 1 pouce, une tuméfaction mal limitée, peu douloureuse à la pression; la paroi abdominale elle-même paraît souple. Au-dessus on trouve assez superficiellement une tumeur oblongue, horizontale, grosse comme une petite noix, roulant un peu sous la peau, et plus douloureuse à la pression que le reste. Au toucher, pas de changement. L'utérus est toujours dans l'axe, peu mobile; l'induration du côté gauche est toujours aussi ferme, sans qu'on puisse trouver le moindre ramollissement.

Les jours suivants, frissons violents. Pâleur, grande faiblesse, épistaxis; sueurs continuelles. Le genou droit grossit et devient plus douloureux. Respiration saccadée, toux, agitation, refroidissement. Mort le 23 février.

Autopsie. «On trouve un peu de sérosité dans l'intérieur du péritoine. Les intestins et l'estomac sont sains. Le foie est volumineux et intimement uni à la rate; l'extrémité gauche tient à la portion antérieure de la face interne de la rate par des adhérences tellement disposées qu'elles forment entre les deux organes une poche remplie de pus, de 3 à 4 centimètres de diamètre; ce liquide se trouve au dehors du foie. Dans le foie, qui est congestionné, on trouve dans sa portion gauche deux ou trois points purulents; le pus paraît situé tantôt dans l'intérieur d'une veine, tantôt dans le tissu même du foie. Quelques petits abcès, dont le plus gros pourrait contenir un pois, dans la rate qui est volumineuse et un peu ramollie. Les reins sont pâles.

Les ligaments larges sont notablement épaissis; leur enveloppe péritonéale est lisse et sans rougeur; mais le tissu cellulaire est infiltré d'une matière gélatiniforme, excepté dans leur partie supérieure; les ailerons restent intacts. En touchant par le vagin, on sent que la résistance perçue à gauche pendant la vie est due à une tumeur située dans le ligament large. Cette tumeur est accolée par sa face interne à l'utérus; elle remonte en ce sens jusqu'à 3 et 4 centimètres au-dessus du col ; se sent en descendant dans le vagin jusqu'à 2 centimètres au-dessous ; tout autour, surtout le long du vagin, le tissu cellulaire est épaissi ; enfin, elle s'étend entre les deux lames du ligament large, sur une longueur de 3 centimètres. En l'incisant, il sort un pus sanieux et mal lié ; les parois de l'abcès sont anfractueuses, et il envoie deux courts prolongements, l'un en avant entre l'utérus et la vessie, qu'il déjette légèrement à droite ; l'autre en arrière, qui contourne un peu l'utérus, au niveau de la partie inférieure du corps : ils répondent aux indurations senties pendant la vie dans les deux culs-de-sac vaginaux.

Les veines qui rampent dans les ligaments larges sont remarquablement dilatées. La plupart sont distendues par des caillots volumineux, rougeâtres, non adhérents. A droite, la veine hypogastrique est remplie par un caillot jaune pâle, adhérent par place à la surface interne de la veine ; il fait dans la veine iliaque une saillie de 3 millimètres ; il est un peu mou, se casse comme du fromage, mais non liquide ; à son entrée dans l'iliaque, il est entouré par une sorte de collerette de pseudo-membranes ; tout autour, la veine est le siége d'une rougeur vive et persistante. Les parois de l'hypogastrique sont épaisses, rouges, couvertes çà et là de fausses membranes à l'intérieur ; à l'extérieur, le tissu cellulaire dense et grisâtre lui forme comme une gaîne qui la maintient béante. A gauche, on retrouve les mêmes altérations de l'iliaque et de l'hypogastrique ; les veines utéro-ovariennes en sont aussi le siége ; on peut suivre l'une d'elles dans un trajet de 3 millimètres, à partir de l'hypogastrique, puis elle plonge dans l'abcès, où son tissu est complétement détruit. L'utérus est gros : longueur, 94 millimètres ; largeur, 53 millimètres. Sa surface interne n'offre rien à noter. Vers le col, on trouve quelques veines contenant des caillots rougeâtres, fermes, mais non adhérents ; pas de pus. Les ovaires sont sains. Celui de gauche, dont le pédicule était allongé ainsi que la trompe, était placé immédiatement sous la paroi abdominale, et formait cette tumeur ovoïde et mobile que l'on sentait pendant la vie. Dans le genou droit, synovie purulente ; légère injection synoviale.»

OBSERVATION X.

(Résumé de l'observation publiée dans la *Gazette hebdomadaire*, t. IX, p. 82.)

Phlegmon suppuré du ligament large droit et de la fosse iliaque interne droite, à la suite d'un accouchement. — Ouverture de l'abcès du ligament large dans la vessie ; incision de l'abcès de la fosse iliaque sur la paroi abdominale. — Mort. — Autopsie.

Femme de 35 ans. Accouchement, le 30 août 1861, à l'hôpital des Cliniques ; à la suite, douleur dans l'hypogastre. Accroissement de la douleur jusqu'au 5 octobre, époque à laquelle la malade entre à l'Hôtel-Dieu, salle Saint-Bernard, nº 5. A son entrée, on constate un phlegmon du ligament large droit, qui s'abcède bientôt, et l'inflammation gagne la fosse iliaque interne du même côté. Les premiers jours de novembre, l'urine renferme beaucoup de pus; plus tard, tumeur fluctuante au-dessus du ligament de Fallope, douleurs violentes dans la région iliaque, flexion de la cuisse sur le bassin; fièvre, sueurs, affaiblissement progressif. — Le 9 décembre, incision de la tumeur à 4 centimètres de l'épine iliaque antérieure; sortie d'un flot de pus verdâtre, inodore, non fétide; amendement de l'état général. — Le 12 décembre, redoublement de la fièvre, muguet; pas de signes d'infection purulente. — Mort le 13 décembre.

Autopsie. « La masse intestinale est enlevée avec soin, afin de pouvoir bien étudier les rapports de l'abcès iliaque. Nous constatons alors un vaste abcès de la fosse iliaque, abcès sous-aponévrotique, au milieu duquel baignent le muscle psoas-iliaque, les vaisseaux iliaques et le nerf crural. Une assez grande quantité de pus occupe la cavité de l'abcès, cavité circonscrite par du tissu cellulaire induré et l'aponévrose iliaque. Cet abcès a pour limite supérieure le bord de l'os iliaque, puis inférieurement il présente une ouverture qui est celle faite par le chirurgien au-dessus du ligament de Fallope. Mais, au-dessous de l'arcade crurale, l'abcès avait deux prolongements: l'un, qui suivait le muscle psoas jusqu'à son insertion sur le petit trochanter; l'autre suivait le nerf crural. La fusée purulente, qui suivait le tendon charnu du psoas, avait envahi l'articulation coxo-fémorale, qui était ouverte et remplie de pus; la tête du fémur était dénudée de son cartilage. La fusée, qui avait suivi le nerf crural, s'arrêtait à 4 ou 5 centimètres au-dessous de l'arcade fémorale. Le nerf crural baignait dans le pus, son névrilème était d'une couleur noirâtre. Les vaisseaux fémoraux étaient libres au milieu de l'abcès; ils étaient entourés d'une gaîne de tissu cellulaire induré; l'artère ne présentait pas d'altération notable; la veine renfermait des caillots cruoriques de nouvelle formation, non adhérents, et qui n'avaient en aucun temps apporté de gêne à la circulation veineuse. La veine cave inférieure était indemne de toute altération. La symphyse sacro-iliaque droite était ouverte, pleine de pus, et les surfaces articulaires étaient le siége d'un travail inflammatoire manifeste. L'abcès du ligament large, qui avait été très-probablement le point de départ de toutes ces collections pathologiques, n'offrait plus de communication directe avec l'abcès iliaque; les feuillets du ligament large étaient très-épaissis, et l'utérus presque accolé à la paroi droite du petit bassin, par le fait de la rétraction que les tissus malades avaient subie après l'évacuation du pus par la fistule vésicale. L'étude clinique avait conduit à supposer une fistule vésicale. Après avoir détaché tous les organes compris dans l'excavation pelvienne, nous ouvrîmes la vessie par la partie supérieure et antérieure, afin de bien examiner les parois de ce réservoir. Alors il nous fût permis de constater l'existence d'une fistule vésicale, communiquant encore avec l'ancien foyer du ligament large. Cette fistule occupait la partie latérale droite du bas-fond de la vessie, à 3 ou 4 centimètres en arrière de l'orifice de l'uretère droit. L'utérus, le vagin, le rectum, examinés avec soin, ne nous montrèrent aucune autre communication de l'abcès avec leurs cavités ; ces organes n'offraient pas d'altération. Le muscle psoas-iliaque était en contact immédiat avec le pus, mais ses fibres ne présentaient pas d'altérations organiques ; les fibres superficielles avaient seulement une coloration verdâtre due au contact du pus. Étudiées au microscope, ces fibres offraient la structure normale des fibres striées. »

Pas d'abcès métastiques ni d'autres lésions se rattachant à l'infection purulente.

OBSERVATION XI.

(Résumé de l'observation publiée, sous le nº 33, dans les *Cliniques* de M. Béhier.)

Phlegmon suppuré du ligament large gauche, avec extension dans la fosse iliaque gauche, survenu deux jours après un premier accouchement. — Pas d'ouverture de l'abcès durant la vie. — Mort. — Autopsie.

Autopsie. « Maigreur considérable ; pas d'épanchement péritonéal ; pas de traces de péritonite ancienne ; deux ou trois anses intestinales au niveau du commencement de l'iléon sont très-fortement injectées. L'utérus, fort petit (3 sur 3), est blanc et sans injection dans la plus grande partie de son étendue ; seulement, au niveau de ses deux angles supérieurs, il est marbré de larges lignes noires, rappelant la coloration mélanique. A gauche, cette coloration est beaucoup plus forte et elle occupe tout le ligament large. Lorsqu'on incise sur ce point, on ouvre un foyer qui ne contient que du pus jaunâtre très-aqueux, très-mal lié. Cette collection, qui commence sur les parties latérales droites de l'utérus, au niveau du col, se continue le long du ligament large jusqu'à son insertion sur le muscle psoas gauche, dans l'épaisseur duquel existe une partie du foyer ; le reste s'étend dans toute la fosse iliaque gauche, dans l'épaisseur du muscle iliaque, dont une couche de fibres intacte, mais imprégnée de lymphe plastique, est comme fibreuse et tapisse l'os iliaque qui n'est pas altéré. Le foyer en avant s'étend jusque sous l'arcade crurale. Le pus contenu dans ces différents endroits est toujours jaunâtre et séreux. Lorsqu'on examine l'utérus et les annexes, surtout à gauche, on voit que les points noirs ne sont autre chose que des veines remplies d'une matière noire, concrète, qui ne s'écoule pas à la coupe. Ces veines sont toutes très-petites, mais très-nombreuses. Elles retracent, pour ceux qui les examinent, des vaisseaux qui, jadis enflammés, sont restés pleins de sang, que des changements ultérieurs ont notablement modifié. La cavité utérine est très-petite, sans altération de la muqueuse, qui présente seulement, non une surface unie, mais une apparence réticulaire et comme feutrée. » Ulcérations nombreuses et découpées à la fin du gros intestin ; à la fin du jéjunum, larges ulcérations faisant le tour de l'intestin. Rien dans les poumons ni dans les autres organes.

OBSERVATION XII.

Résumé de l'observation V du mémoire de M. Bourdon, publié dans la *Revue médicale*, t. III, 1841.)

Accouchement naturel. Le deuxième jour, explosion des accidents. — Abcès du ligament large gauche. Incision sur la paroi abdominale. Injection d'eau tiède dans le foyer. Pénétration du pus dans la cavité du péritoine. Péritonite suraiguë. — Mort. — Autopsie.

Autopsie. « Dans l'abdomen, les intestins sont pelotonnés, adhérents entre eux, avec les organes voisins et la paroi antérieure du ventre, au moyen de fausses membranes ou de tissu cellulaire lâche. Le péritoine est presque partout d'un gris ardoisé et le tissu cellulaire sous-séreux est injecté. Il y a un épanchement péritonéal assez abondant, formé par un liquide séro-purulent, d'une couleur grisâtre, sale, dans lequel nagent des flocons de diverses formes, des portions de pseudo-membranes. On trouve même, entre les intestins agglomérés, au milieu des adhérences, un assez grand nombre de foyers purulents. L'un d'eux, pouvant loger un œuf de poule, communiquait avec le thorax à travers une perforation du diaphragme. Un autre, à peu près de la même capacité, placé dans le cul-de-sac recto-vaginal, s'ouvre dans le rectum. Enfin, on trouve dans la partie supérieure du ligament large gauche, la tumeur qu'on avait reconnue et incisée pendant la vie. Elle a le volume d'une moyenne pomme et renferme quelques cuillerées de pus grisâtre. Ses parois, épaisses de 3 millimètres, offrent à leur face interne un aspect de membrane muqueuse et une teinte de gris foncé. Les rapports de la tumeur sont les suivants : En dedans, elle répond au bord gauche de l'utérus, qui est fortement incliné du côté droit, et à la collection purulente anté-rectale ; en dehors, à la fosse iliaque gauche ; sa paroi inférieure est formée en grande partie par la trompe et l'ovaire abaissés fortement (la face supérieure de ces organes, qui est baignée par le pus, présente la teinte de ce liquide et un léger degré de ramollissement); la paroi supérieure de la tumeur est en rapport avec le péritoine doublé de fausses membranes ; l'antérieure répond au côté gauche de l'hypogastre, et on constate qu'elle a contracté des adhérences très-épaisses et très-solides avec la face postérieure de la paroi abdominale, au niveau de l'eschare. Dans aucun point de ces adhérences qui entourent l'ouverture pratiquée, on ne trouve le moindre décollement, le plus petit pertuis ; le foyer en arrière est appuyé sur le rectum, avec lequel il a des adhérences partielles. Sur cette paroi postérieure, recouverte de fausses membranes, et un peu supérieurement, on découvre une perforation à bords amincis, ulcérés, du diamètre de 3 centimètres, qui permet au liquide purulent de l'abcès de s'épancher dans le péritoine. L'utérus n'offre pas de lésion ; il en est de même des annexes du côté droit. La seule altération que présente le vagin est une coloration rouge-brun de la muqueuse. Rien d'anormal dans les autres organes. »

OBSERVATION XIII.

(Résumé d'une observation publiée par M. Gubler dans *l'Union médicale*, t. IV, nº 136 ; 1850.)

Abcès du ligament large, dans lequel le pus a suivi le trajet du ligament rond. Mort. — Autopsie.

Femme de 23 ans entrée, le 31 décembre 1846, à l'hôpital Necker, salle Sainte-Thérèse, nº 2. Accouchement tout récent et naturel. Quelque temps après, douleurs dans le côté gauche du bas-ventre, d'abord sourdes, puis intenses ; fièvre. Alors la main découvre, dans la région occupée par l'ovaire gauche, une tumeur arrondie qui ne dépasse guère le niveau du détroit supérieur. La tumeur se développe lentement, en procédant par saccades, et, dans sa marche progressive, vient gagner la paroi abdominale antérieure. Vers la fin de janvier, on constate au-dessus de la partie médiane du ligament de Fallope une sensibilité exagérée et un très-léger relief, sans changement de couleur à la peau ; derrière ce point, on sent une tumeur qui va se perdre du côté du petit bassin. Les jours suivants le relief augmente en se dirigeant, dans le sens du pli de l'aine, vers le côté interne de la région ; fluctuation obscure d'abord, ensuite manifeste ; la bosselure arrive jusqu'au point où le ligament de Poupart s'insère au pubis, et là s'épanouit en s'arrondissant ; la peau rougit à ce niveau, et une incision donne issue à 200 grammes d'un pus phlegmoneux, fétide. L'ouverture reste fistuleuse, la suppuration devient sanieuse, grisâtre. Accidents cholériformes auxquels la malade succombe le 7 mars 1847.

Autopsie. L'utérus est incliné à gauche, où il est attiré par le raccourcissement du ligament large correspondant. En incisant le foyer ouvert à l'extérieur pendant la vie, et dont la paroi interne est tapissée d'une couche grise, on s'assure que l'orifice de communication avec le ventre est situé entre les piliers aponévrotiques de l'anneau inguinal externe. Par cet orifice on pénètre dans le canal inguinal lui-même, que parcourt un cordon noirâtre à l'extérieur, disséqué dans presque toute son étendue, et constitué manifestement par le ligament rond et les vaisseaux sanguins qui ont résisté à la fonte purulente. Le trajet fistuleux franchit l'orifice interne du canal inguinal avec le ligament rond, et parvenu dans l'aileron antérieur du ligament large, il se rétrécit de manière à n'admettre plus qu'un stylet de trousse. Enfin il aboutit à l'ovaire au niveau d'un point gris, ulcéré, ramolli, qui correspond à un kyste purulent gros comme une noisette. Une autre cavité purulente, biloculaire, existe dans le même ovaire gauche. Une couche blanche pseudo-membraneuse tapisse tous ces foyers. L'ovaire adhère à la trompe, et cette adhérence contribue à limiter le foyer. Le péritoine, qui enveloppe toutes ces parties, est sain ; mais le tissu cellulaire qui le double est plus épais et plus injecté que de l'autre côté.

OBSERVATION XIV.

(Résumé de l'observation XIV d'un mémoire de Dance et Husson, publié dans le Répertoire de Breschet, 1827.)

Accouchement avant terme; rupture du cordon ombilical à son insertion ; enkystement momentané du placenta ; inflammation du tissu cellulaire du petit bassin, et de celui qui tapisse la fosse iliaque gauche ; formation d'une vaste collection purulente dans cette dernière région ; issue du pus par une ouverture qui s'est formée dans les parois du col de l'utérus ; fièvre hectique ; mort le soixante-huitième jour depuis l'accouchement.

Autopsie. « Intégrité des organes céphaliques et pectoraux ; péritoine exempt de traces d'inflammation dans toute sa portion ventrale ; mais par derrière cette membrane et dans la fosse iliaque gauche existait un vaste foyer, à moitié rempli par un pus verdâtre et fétide, limité en haut par l'extrémité du psoas et du rein gauche, s'étendant en bas jusque dans le petit bassin, entre les ligaments larges de l'utérus, formé en arrière par les muscles psoas et iliaque dont les fibres étaient comme disséquées par la suppuration, parcouru enfin par quelques rameaux nerveux venant du plexus lombaire ; sa cavité était d'un gris noirâtre et tapissée par une membrane pseudo-muqueuse. Le vagin ne présentait aucune perforation, mais à 5 lignes au-dessus de l'extrémité inférieure du col de matrice, on voyait une ouverture arrondie et noirâtre de 3 lignes de diamètre, dans laquelle il nous a été facile d'insinuer une sonde qui a pénétré par des ramifications détournées jusque dans le foyer purulent. La matrice était entièrement revenue à son volume naturel, et n'a présenté d'autre altération qu'une rougeur très-vive dans la portion de son col située au-dessous de la perforation ; cette rougeur se prolongeait dans le vagin. Du reste, des adhérences réunissaient la vessie à la matrice, et celle-ci au rectum ; mais il n'y avait aucun épanchement dans la cavité du péritoine. »

A. Parent, imprimeur de la Faculté de Médecine, rue M.-le-Prince, 31.

www.ingramcontent.com/pod-product-compliance
Ingram Content Group UK Ltd.
Pitfield, Milton Keynes, MK11 3LW, UK
UKHW021208220726
13924UKWH00003B/1404

9 782019 258665